Le régime anti-inflammatoire

100+ recettes savoureuses et rapides pour renforcer le système immunitaire, vaincre l'inflammation dans le corps et éliminer les toxines pour toujours pour une santé de fer avec 60 jours plan de repas

Ophélie Durand

Clause de non-responsabilité

Les recettes présentées dans ce livre sont destinées à un usage personnel uniquement. Nous avons pris soin de citer nos sources et de créditer les auteurs des recettes originales lorsque cela était possible. Cependant, nous ne pouvons garantir que toutes les recettes présentées dans ce livre sont exemptes de droits d'auteur ou d'autres droits de propriété intellectuelle détenus par des tiers. Nous déclinons toute responsabilité quant à l'utilisation illégale de ces recettes ou de tout autre matériel protégé par le droit d'auteur que vous pourriez utiliser en relation avec ce livre. Nous vous encourageons à respecter les lois sur le droit d'auteur et à obtenir les autorisations nécessaires avant d'utiliser ou de distribuer tout matériel protégé par le droit d'auteur.

INDEX

Introduction   8

L'importance de la nutrition pour notre corps 9
L'influence de notre alimentation sur l'inflammation 10
Les avantages de ce livre de recettes pour votre santé 10
100 recettes courtes, rapides, délicieuses et originales pour renforcer le système immunitaire, vaincre l'inflammation et éliminer les toxines 12

Smoothie 12
1. Smoothie à la tarte citrouille 12
2. Smoothie abricot-fraise 13
3. Smoothie abricot-pêche 14
4. Smoothie anti-inflammatoire à la cerise et aux épinards 14
5. Smoothie au chou frisé et aux épinards 15
6. Smoothie au thé vert 16
7. Smoothie aux agrumes et aux baies 16
8. Smoothie aux baies et au kéfir 17
9. Smoothie aux baies et au lin 17
10. Smoothie de chou-fleur aux baies et à la banane 18
11. Smoothie épinards-avocats 18
12. Smoothie épinards, beurre de cacahuètes et banane 19
13. Smoothie fraise-amande 20
14. Smoothie fraise-chocolat 20
15. Smoothie Mangue-Gingembre 21
16. Smoothie vert 21
17. Smoothie vert à l'ananas 22
18. Smoothie vert Piña Colada 23
19. Smoothie vraiment vert 23

Snacks 24
20. Brocoli à l'ail 24
21. Chips de chou frisé 25
22. Chips végétariennes aromatisées au ranch 25
23. Cocktail de crevettes grillées au four 26
24. Coupes de pizza au fromage Keto 27
25. Croustillants à l'avocat avec assaisonnement 28
26. Everything Bagel 29
27. Feuilles d'igname sautées 32

28.	Frites de patates douces au four	33
29.	Granola maison aux canneberges et à l'orange	33
30.	Gruau de nuit aux roulés à la cannelle	35
31.	Haricots blancs et tomates chipotle épicées sur toast	36
32.	Noix de Saint-Jacques Teriyaki enveloppées de bacon	37
33.	Œufs au diable au bacon fumé	38
34.	Pistaches doublement grillées aromatisées au barbecue	39
35.	Raviolis au potiron et au pesto	40
36.	Rouleau d'été aux crevettes et à la mangue	41
37.	Saumon séché au citron et au poivre	44
38.	Tostadas au chou-fleur et aux nachos	45
39.	Trail Mix	47

Salade **47**

40.	Feel-Good Fruit Salad : Salade de fruits bienfaisante	47
41.	Belle salade d'été	48
42.	Salade d'asperges fraîches et de tomates	50
43.	Salade d'automne avec épinards, courge musquée, pommes et cheddar	52
44.	Salade d'épinards aux fraises, avocat et noix	53
45.	Salade d'épinards avec patates douces rôties, haricots blancs et basilic	53
46.	Salade d'épinards et de fraises avec vinaigrette aux graines de pavot	55
47.	Salade d'épinards, de petits pois et de brocoli	56
48.	Salade de brocolis et de raisins	57
49.	Salade de céréales chypriote de la République hellénique	58
50.	Salade de chou à l'asiatique	60
51.	Salade de choux de Bruxelles aux pois chiches croquants	61
52.	Salade de feta, chou frisé et poire	63
53.	Salade de roquette aux fraises et au balsamique	64
54.	Salade de thon, riz brun, sumac et haricots verts	65
55.	Salade hachée au basilic et à la mozzarella	66
56.	Salade hachée avec poulet et vinaigrette à l'avocat et au babeurre	67
57.	Salade méditerranéenne de quinoa	68
58.	Salade Mojito aux myrtilles et à la pastèque	70
59.	Salade d'épinards aux champignons shiitake rôtis	70

Soupe **72**

60.	Casserole de pois chiches et de potiron rôti	72
61.	Pho de bœuf à la citronnelle, au gingembre et à l'ail de Cheat's	73
62.	Poulet au citron rôti et soupe au yaourt chaud au Boulghour	75
63.	Soupe au poulet, au piment et aux nouilles Hokkien	77
64.	Soupe à l'ail, aux patates douces et aux pois chiches	78
65.	Soupe au poulet et aux nouilles	80
66.	Soupe aux trois tomates	81

67. Soupe brune aux champignons et aux épinards avec croûtons de pommes de terre 82
68. Soupe de courgettes et de haricots cannellini 84
69. Soupe de pommes de terre rôties 85
70. Soupe de poulet miso 86
71. Soupe minestrone 88

Plats 91

72. Artichauts de Jérusalem avec champignons portobello cuits au four 91
73. Bolognaise végétalienne aux lentilles, champignons et noix 92
74. Bols bulgogi aux pleurotes 94
75. Bouillon de champignon 95
76. Champignons enoki 96
77. Nouilles de brocoli avec pois mange-tout et vinaigrette japonaise 97
78. Pâtes aux légumes verts primavera 99
79. Pho aux champignons 101
80. Polenta crémeuse aux champignons rôtis et aux pos chiches ... 103
81. Ragoût de champignons 104
82. Recette d'asperges sautées à l'ail 107
83. Légumes verts au curcuma 107
84. Penne à l'aubergine, au basilic et à la mozzarella fraîche 108
85. Rouleaux de saucisses à l'orge perlé et aux champignons 109
86. Sandwich végétalien au shiitake 111
87. Spaghetti aux courgettes et aux épinards 112
88. Tacos au portobello rôti 114
89. Tapenade de champignons 116
90. Jus de betterave, carotte, gingembre et pomme 117
91. Jus de choux frisés, tomates et céleri 117
92. Jus de fraise et kiwi 118
93. Jus de fraise et mangue 118
94. Jus de graines de citrouille 119
95. Jus d'orange, pamplemousse et autres agrumes 120
96. Jus de pastèque menthe 120
97. Jus de pomme verte, carotte et orange 121
98. Jus de pomme verte, laitue et chou frisé 121
99. Jus de tomate 122
100. Shots detox au citron, gingembre et curcuma 122

Plan alimentaire de 60 jours 124

Un plan alimentaire de 60 jours, pour quoi ? 124
De quoi est composer ce plan alimentaire de 60 jours ? 124
Votre plan alimentaire de 60 jours 125

Recettes sucrées en bonus pour réduire l'inflammation 143

101. Brownies aux haricots noirs 143

102.	Barre de dattes au chocolat noir et aux noix	144
103.	Boules de curcuma sans cuisson	145
104.	Barres de cheesecake au citron et aux myrtilles sans cuisson	147
105.	Biscuits au gingembre et aux épices	149
106.	Bonbons au chocolat et au beurre de cacahuètes	150
107.	Panna Cotta aux cerises rôties et au tofu	152
108.	Pouding à la vanille et aux chias	152
109.	Tarte à la crème à la rhubarbe	153
110.	Tarte aux pêches et aux myrtilles fourrées au fromage frais	154
111.	Tarte aux pommes végétalienne avec croûte de noix	156

Introduction

Passionné par l'alimentation saine et de qualité, j'ai dédié une grande partie de ma vie à tester différents régimes alimentaires pour mesurer leur impact sur notre santé et élaborer un régime délicieux et bénéfique pour notre corps.

Selon une étude menée par l'Agence nationale de sécurité sanitaire de l'alimentation, de l'environnement et du travail (ANSES) en 2017, près de 40 % des adultes français consomment des aliments riches en gras, en sucre et en sel, moi y compris. Cette habitude avait un impact négatif sur ma santé physique et mentale, me laissant sans énergie et me faisant culpabiliser de manger n'importe quoi.

C'est alors qu'une question m'est venue à l'esprit : « Quel impact une bonne alimentation pourrait-elle avoir sur moi ? ». C'est là que tout a commencé. Curieux, j'ai développé mon expertise dans le domaine nutrition et de ses avantages pour notre corps.

À travers ce livre, je souhaite partager mon expérience personnelle et mes connaissances avec les autres. Considérez ce livre de recettes comme une invitation à vivre une vie plus saine, en découvrant plus d'une centaine de recettes délicieuses qui renforcent votre santé.

L'importance de la nutrition pour notre corps

Sans nourriture, nous ne pouvons pas survivre. C'est grâce à notre alimentation que notre corps dispose des nutriments nécessaires pour fonctionner correctement et rester en bonne santé. La nourriture nous permet également de disposer des forces nécessaires pour se développer correctement, se protéger contre les maladies et guérir en cas de blessures, de plaies ou de maladies.

Malheureusement, si la nourriture aide autant notre corps, il peut également se retourner contre lui. En effet, une mauvaise alimentation peut être source de plusieurs problèmes de santé. Par exemple, selon l'OMS, plus de 2 milliards de personnes souffrent de malnutrition, ce qui entraîne divers problèmes de santé comme l'anémie, la faiblesse humanitaire, la croissance, et bien plus encore. Sans oublier le diabète, les maladies cardiaques, les accidents vasculaires cérébraux, les problèmes de foi, …

Notre corps a besoin de glucides, de protéines, de graisses, de vitamines et de minéraux, mais à des proportions bien précises. D'où l'importance d'adopter un bon régime alimentaire avec de bons ingrédients et à des quantités correctes.

Pour faire court, notre alimentation a un impact fulgurant sur notre état santé. Une bonne alimentation aide notre corps à fonctionner correctement, à se protéger contre les maladies et à guérir vite. Une mauvaise alimentation détruit notre corps à petit feu et est source de plusieurs maladies.

L'influence de notre alimentation sur l'inflammation

L'impact de notre alimentation sur l'inflammation dans notre corps est énorme. Certains aliments peuvent causer des inflammations, tandis que d'autres ont des effets protecteurs et renforcent notre immunité.

Par exemple des graisses saturées et trans sont des coupables notoires d'inflammation dans le corps. À cet effet, il est recommandé de limiter les aliments riches en graisses saturées comme les viandes rouges, les aliments frits, les pâtisseries, les produits laitiers entiers. Au contraire, il faut privilégier les aliments riches en antioxydants et en oméga-3, tels que les fruits et légumes, les noix et les graines de chia, qui ont des propriétés anti-inflammatoires.

En guise de conclusion, une alimentation saine, composée d'aliments riches en antioxydants, en acides gras oméga-3 et en fibres alimentaires, vous pouvez réduire les inflammations chroniques dans votre corps, qui sont souvent liées à des maladies comme les maladies cardiaques, les maladies auto-immunes et le diabète.

Ce n'est pas tout, un régime anti-inflammatoire peut également renforcer votre système immunitaire et réduire considérablement le risque de maladies chroniques telles que le cancer, les maladies neurodégénératives, le diabète de type 2 et les maladies cardiaques.

Les avantages de ce livre de recettes pour votre santé

Mes recettes ont été élaborées avec soin, mon principal intérêt étant de vous aider à renforcer votre immunité, j'ai sélectionné les meilleures recettes pouvant produire cet effet.

Des ingrédients aux instructions de préparation, chaque détail respectera votre corps et votre santé. Pour donner un résultat sain, mais délicieux.

Ce livre de recettes est complet, je mets à votre disposition plus de 100 recettes de tout genre qui vont renforcer votre système immunitaire, éliminer les toxines et vaincre les inflammations. Du petit déjeuner au dîner, que vous soyez un amateur de sucré ou de salé, vous trouverez forcément dans ce livre une recette à tester pour booster votre santé. Vous ne serez jamais à court d'idées de recette et ne serez plus tentés de commander des fast foods, des plats tout faits, etc. Bref, grâce à ce livre et mes recettes, vous contrôlez ce que vous mangez.

Ce livre de recettes dispose d'un plan alimentaire de 60 jours, je sais à quel point ce n'est pas évident d'avoir à réfléchir à un menu tous les jours. Voilà pourquoi j'ai construit un plan de 60 jours que vous pourrez suivre sans soucis pour renforcer votre système immunitaire. Grâce à ce plan, plus besoin de se casser la tête : je vous propose un menu complet (Petit déjeuner, déjeuner, snacks, boisson et dîner) chaque jour pendant 60 jours. De quoi vous construire de meilleures habitudes alimentaires et donc de quoi améliorer considérablement votre santé.

---

100 recettes courtes, rapides, délicieuses et originales pour renforcer le système immunitaire, vaincre l'inflammation et éliminer les toxines

Smoothie

1. Smoothie à la tarte citrouille

Ingrédients

- 1 banane
- 1/2 tasse de lait
- 1/2 tasse de yogourt à la vanille
- 2/3 tasse de purée de citrouille, (maison ou en conserve)
- 1 c. à soupe de sirop d'érable
- 1/2 c. à thé de vanille
- 1/4 c. à thé de cannelle
- 1/4 c. à thé de muscade
- 1/8 c. à thé de piment de la Jamaïque (allspice)
- 1/2 tasse de glace
- Crème fouettée pour garnir, (facultatif)

Instructions

Mettre tous les ingrédients - purée de citrouille, banane, glace, yaourt à la vanille, lait et un peu d'épices pour tarte à la citrouille et d'agave ou de miel - dans le mixeur et mélanger jusqu'à obtention d'une texture lisse.

Ajouter de la glace à la recette de smoothie qu'il soit très épais et froid. Sinon utiliser des bananes congelées pour ne pas ajouter de glaçons. Pour plus de gourmandise, garnir le smoothie avec de la crème fouettée.

2. Smoothie abricot-fraise

Ingrédients

- 1 tasse (190g) d'abricots frais, rincés, dénoyautés et coupés en petits morceaux
- 1/4 de tasse (60g) de yaourt nature
- 1 tasse (240 ml) de lait de vache ou de lait végétal (comme le lait d'amande, de riz ou de soja)
- 2 cuillères à café de miel ou de sirop d'agave
- 1 tasse (190g) de fraises fraîches, rincées et coupées en deux

Instructions

Mettre les abricots dans un mixeur avec le yaourt nature, environ 1/4 à 1/3 de tasse de lait et 1 cuillère à café de miel, et mixer pendant quelques minutes jusqu'à l'obtention d'un mélange homogène.

Ajouter un peu de lait si vous le souhaitez, mais conserver une consistance suffisamment épaisse pour éviter que le smoothie aux fraises ne descende au fond du verre et ne se mélange aux abricots.

Servir le smoothie aux abricots dans deux verres jusqu'à la moitié.
Passer les fraises au mixeur avec le reste du lait et le miel. Verser délicatement sur le smoothie aux abricots.

3. Smoothie abricot-pêche

Ingrédients

- 1 boîte de nectar d'abricot
- 1 banane mûre de taille moyenne, congelée et coupée en morceaux
- 1 tasse de yaourt à la vanille sans matière grasse
- 2 tasses de pêches fraîches ou congelées non sucrées, coupées en tranches
- 1 cuillère à soupe de jus de citron
- 1 cuillère à soupe de miel
- 1 cuillère à café de zeste de citron râpé
- 6 glaçons

Instructions

Dans un mixeur ou un robot ménager, mélanger tous les ingrédients. Couvrir et mélanger jusqu'à obtention d'un mélange homogène. Verser dans des verres réfrigérés ; servir immédiatement.

4. Smoothie anti-inflammatoire à la cerise et aux épinards

Ingrédients

- 1 tasse de kéfir nature à faible teneur en matière grasse
- 1 tasse de cerises surgelées

- 1/2 tasse de jeunes épinards
- 1/4 tasse d'avocat mûr écrasé
- 1 cuillère à soupe de beurre d'amande salé
- 1 morceau de gingembre pelé (1/2 pouce)
- 1 cuillère à café de graines de chia, plus pour la garniture

Instructions

Placer le kéfir dans un mixeur. Ajouter les cerises, les épinards, l'avocat, le beurre d'amande, le gingembre et les graines de chia. Verser dans un verre ; garnir de graines de chia, si désiré.

5. Smoothie au chou frisé et aux épinards

Ingrédients

- 2 tasses d'épinards frais
- 1 tasse de lait d'amande
- 1 feuille de chou frisé
- 1 cuillère à soupe de beurre de cacahuète
- 1 cuillère à soupe de graines de chia (facultatif)
- 1 banane congelée coupée en tranches

Instructions

Mélanger les épinards, le lait d'amande, le chou frisé, le beurre de cacahuète et les graines de chia dans un mixeur ; mixer jusqu'à obtention d'un mélange homogène. Ajouter la banane et mixer jusqu'à obtention d'un mélange homogène.

6. Smoothie au thé vert

Ingrédients

- 1 tasse de lait d'amande non sucré
- 1/2 banane, pelée
- 1 tasse de feuilles d'épinards fraîches non tassées
- 1 tasse de fraises équeutées
- 3/4 tasse de glace
- 1 portion de protéine en poudre à la vanille (1/2 à 1 mesure selon la marque)
- 1/2 cuillère à café de poudre de matcha

Instructions

Mélanger le lait d'amande, la banane, les épinards, les fraises, la glace, la poudre de protéines et la poudre de matcha dans un mixeur.

Réduire en purée à vitesse élevée jusqu'à ce que le mélange soit complètement lisse et que la glace ne soit pas en morceaux, soit environ 45 secondes.

7. Smoothie aux agrumes et aux baies

Ingrédients

- 1 tasse d'épinards
- 1/3 tasse d'eau
- 1 orange
- 1/3 tasse de fraises congelées
- 1/3 tasse de myrtilles congelées

- 1/2 banane
- 1 portion de poudre de protéines maison (facultatif)

Instructions

Mélanger les épinards, l'eau et l'orange jusqu'à obtention d'un mélange homogène. Ajouter les fruits et mixer à nouveau.

8. Smoothie aux baies et au kéfir

Ingrédients

- 1,5 tasse de baies mixtes surgelées
- 1 tasse de kéfir nature
- 1/2 banane moyenne
- 2 cuillères à café de beurre d'amande
- 1/2 cuillère à café d'extrait de vanille

Instructions

Mélanger les baies, le kéfir, la banane, le beurre d'amande et la vanille dans un mixeur. Mixer jusqu'à obtention d'un mélange homogène.

9. Smoothie aux baies et au lin

Ingrédients

- 1 tasse de lait d'amande
- 1 cuillère à soupe de beurre d'amande

- 1/2 banane congelée
- 1/2 tasse de baies mixtes congelées
- 1 cuillère à soupe de graines de lin moulues
- 1/2 cuillère à café de cannelle
- 1 cuillère à café de miel
- 1-2 cuillères à café de graines de chia

Instructions

Placer le tout dans un mixeur à grande vitesse et mixer jusqu'à obtention d'une texture lisse et crémeuse.

10. Smoothie de chou-fleur aux baies et à la banane

Ingrédients

- 1 tasse de chou-fleur râpé surgelé
- 1/2 tasse de baies mixtes surgelées
- 1 tasse de banane congelée en tranches
- 2 tasses de lait d'amande nature non sucré
- 2 cuillères à café de sirop d'érable

Instructions

Mettre le chou-fleur, les baies, la banane, le lait d'amande et le sirop d'érable dans un mixeur ; mixer jusqu'à obtention d'un mélange homogène, 3 à 4 minutes.

11. Smoothie épinards-avocats

Ingrédients

- 1 tasse de yaourt nature sans matière grasse
- 1 tasse d'épinards frais
- 1 banane congelée
- 1/4 d'avocat
- 2 cuillères à soupe d'eau
- 1 cuillère à café de miel

Instructions

Mélanger le yaourt, les épinards, la banane, l'avocat, l'eau et le miel dans un mixeur. Réduire en purée jusqu'à obtention d'un mélange homogène.

12. Smoothie épinards, beurre de cacahuètes et banane

Ingrédients

- 1 tasse de kéfir nature
- 1 cuillère à soupe de beurre de cacahuète
- 1 tasse d'épinards
- 1 banane congelée
- 1 cuillère à soupe de miel (facultatif)

Instructions

Ajouter le kéfir, le beurre de cacahuète, les épinards, la banane et le miel (le cas échéant) dans un mixeur. Mélanger jusqu'à obtention d'un mélange homogène.

13.   Smoothie fraise-amande

Ingrédients
- 1 tasse de fraises fraîches ou surgelées
- 2 tasses de lait d'amande nature ou vanillé
- 1 tasse de yaourt nature non sucré
- 1/2 tasse de jus d'orange
- 2 cuillères à soupe d'amandes effilées blanchies

Instructions

Mettre les fraises, le lait d'amande, le yaourt, le jus d'orange et les amandes dans un mixeur. Mélanger jusqu'à l'obtention d'un mélange lisse et mousseux. Il faudra laisser tourner le mixeur un peu plus longtemps, surtout si vous utilisez des fraises congelées.

14.   Smoothie fraise-chocolat

Ingrédients

- 1/2 tasse de yaourt grec aux fraises, allégé ou non en matières grasses
- 3/4 de tasse de fraises congelées
- 1 tasse de lait écrémé (ou du lait de votre choix)
- 1 cuillère à soupe de cacao noir en poudre non sucré
- 1/2 tasse de glace (uniquement si vous utilisez des baies fraîches)

Instructions

Mettre tous les ingrédients dans un mixeur (NutriBullet, robot de cuisine, etc.) et mixer jusqu'à obtention d'un mélange homogène. Verser dans un verre et garnir de fraises fraîches tranchées, si désiré.

15. Smoothie Mangue-Gingembre

Ingrédients

- 1-1/2 tasse d'eau froide
- 1 paquet (16 onces) de morceaux de mangue surgelés
- 2 bananes moyennes mûres, pelées et coupées en deux
- 1 cuillère à soupe d'huile de coco, fondue
- 1 cuillère à soupe de miel
- 1 à 2 cuillères à café de gingembre frais émincé

Instructions

Placer tous les ingrédients dans un mixeur ; couvrir et mélanger jusqu'à obtention d'un mélange homogène. Verser dans des verres réfrigérés ; servir immédiatement.

16. Smoothie vert

Ingrédients

- 1 poignée de légumes verts mélangés
- 1 poignée de persil
- 1 petite banane
- 6 fraises
- 4-5 fleurons de brocoli de taille moyenne

- 1 cuillère à soupe de graines de lin
- 3/4 de tasse de lait de chanvre

Instructions

Placer tous les ingrédients dans un mixeur et mixer pendant 1 minute ou jusqu'à obtention d'un mélange homogène. Servir immédiatement pour éviter la perte de nutriments.

17. Smoothie vert à l'ananas

Ingrédients

- 1/2 tasse de lait d'amande non sucré
- 1/3 tasse de yaourt grec nature sans matière grasse
- 1 tasse de jeunes épinards
- 1 tasse de tranches de bananes congelées (environ 1 banane moyenne)
- 1/2 tasse de morceaux d'ananas congelés
- 1 cuillère à soupe de graines de chia
- 1-2 cuillères à café de sirop d'érable pur ou de miel (facultatif)

Instructions

Verser le lait d'amande et le yaourt dans un mixeur, puis ajouter les épinards, la banane, l'ananas, les graines de chia et l'édulcorant (le cas échéant) ; mixer jusqu'à l'obtention d'un mélange homogène.

18. Smoothie vert Piña Colada

Ingrédients

- 1 tasse de yaourt grec nature sans matière grasse
- 1 tasse d'ananas congelé
- 1 tasse de chou frisé ou de jeunes épinards
- 1/2 tasse de lait de coco allégé (voir Conseil)
- 1/2 cuillère à café d'extrait de vanille
- Flocons de noix de coco non sucrée pour la garniture

Instructions

Mélanger le yaourt, l'ananas, le chou frisé (ou les épinards), le lait de coco et la vanille dans un mixeur. Réduire en purée jusqu'à obtention d'un mélange homogène. Garnir de flocons de noix de coco, si désiré.

19. Smoothie vraiment vert

Ingrédients

- 1 grosse banane mûre
- 1 tasse de jeunes choux frisés emballés ou de choux frisés mûrs grossièrement hachés
- 1 tasse de lait d'amande non sucré à la vanille
- 1/4 d'avocat mûr
- 1 cuillère à soupe de graines de chia
- 2 cuillères à café de miel
- 1 tasse de glaçons

Instructions

Mélanger la banane, le chou frisé, le lait d'amande, l'avocat, les graines de chia et le miel dans un mixeur. Mixer à puissance élevée jusqu'à obtention d'une texture crémeuse et lisse. Ajouter des glaçons et mixer jusqu'à obtention d'un mélange homogène.

Snacks

20. Brocoli à l'ail

Ingrédients

- 2 têtes de brocoli, coupées en bouquets
- 3 cuillères à soupe d'huile d'olive
- 5 gousses d'ail, finement tranchées
- 1 citron, zesté

Instructions

Porter une grande casserole d'eau à ébullition. Ajouter le brocoli et cuire pendant 4 minutes ou jusqu'à ce qu'il soit tendre. Pendant ce temps, chauffer l'huile dans une grande poêle, ajouter l'ail, cuire jusqu'à ce qu'il soit légèrement doré, puis ajouter le zeste de citron et cuire pendant 1 minute de plus. Lorsque le brocoli est cuit, bien l'égoutter, le mélanger avec l'huile à l'ail, l'assaisonner et le servir.

21. Chips de chou frisé

Ingrédients

- 1 botte de chou frisé
- 1 cuillère à soupe d'huile d'olive
- 1 cuillère à café de sel de mer en flocons

Instructions

Préchauffer le four à 300 degrés F (150 degrés C). Recouvrir une plaque à pâtisserie à rebord de papier sulfurisé. À l'aide d'un couteau ou de ciseaux de cuisine, retirer soigneusement les feuilles de chou frisé des tiges épaisses et les déchirer en morceaux de la taille d'une bouchée.

Laver et sécher soigneusement le chou frisé à l'aide d'une essoreuse à salade. Arroser les feuilles de chou frisé d'huile d'olive et mélanger. Étaler en une couche régulière sur la plaque de cuisson sans les faire se chevaucher et saupoudrer de sel.

Cuire au four jusqu'à ce que les bords commencent à brunir mais ne soient pas brûlés, 20 à 30 minutes.

22. Chips végétariennes aromatisées au ranch

Ingrédients

- 1/2 courgette moyenne
- 1/2 patate douce moyenne
- 1 petite betterave

- 1 cuillère à café d'huile d'olive
- 1/4 de cuillère à café de sel
- Poivre noir fraîchement moulu
- 2 cuillères à café d'assaisonnement ranch

Instructions

À l'aide d'un couteau ou d'une mandoline, couper la courgette, la patate douce et la betterave en rondelles d'un quart de pouce d'épaisseur. Placer les tranches de légumes dans un bol moyen, les arroser d'huile d'olive, les assaisonner de sel et de poivre et les remuer pour les enrober.

Régler la friteuse à 360°F et placer les tranches de légumes dans le panier de la friteuse en une seule couche. Faire frire pendant environ 15 minutes, en les retournant à mi-parcours. Retirer de la friteuse, transférer dans un bol et arroser de ranch. Remuer pour enrober et conserver dans un récipient hermétique.

23. Cocktail de crevettes grillées au four

Ingrédients

- 2 livres de crevettes (12 à 15 pièces)
- 1 cuillère à soupe de bonne huile d'olive
- 1/2 cuillère à café de sel casher
- 1/2 cuillère à café de poivre noir fraîchement moulu
- 1/2 tasse de sauce chili (recommandée : Heinz)
- 1/2 tasse de ketchup
- 3 cuillères à soupe de raifort préparé
- 2 cuillères à café de jus de citron fraîchement pressé

- 1/2 cuillère à café de sauce Worcestershire
- 1/4 de cuillère à café de sauce piquante (recommandée : Tabasco)

Instructions

Préchauffer le four à 400 degrés F. Décortiquer et déveiner les crevettes, en laissant les queues. Placez-les sur une plaque avec l'huile d'olive, le sel et le poivre et étalez-les en une seule couche. Rôtir pendant 8 à 10 minutes, jusqu'à ce que les crevettes soient roses, fermes et bien cuites. Mettre de côté pour refroidir.

Pour la sauce, mélanger la sauce chili, le ketchup, le raifort, le jus de citron, la sauce Worcestershire et la sauce piquante. Servir comme trempette avec les crevettes.

24. Coupes de pizza au fromage Keto

Ingrédients

- 24 tranches de pepperoni, de 5 cm chacune (142 g)
- 24 feuilles de basilic frais
- 3/4 de tasse de sauce Marinara maison (170 g)
- 1 1/2 tasse de fromage mozzarella râpé (170 g)
- 1/4 de tasse d'olives noires tranchées (28 g)

Instructions

Préchauffer le four à 200 °C/ 400 °F (conventionnel), ou 180 °C/ 355 °F (à chaleur tournante). À l'aide de ciseaux de cuisine, couper chaque pepperoni sur les quatre côtés à égale distance en laissant le milieu intact. Placer chaque pepperoni dans un moule à mini-muffins et faire cuire au four pendant 6 minutes.

Retirer du four et ajouter le basilic et la sauce marinara. Ajouter la mozzarella râpée et les olives tranchées (une tranche par tasse). Remettre au four pour 6 minutes supplémentaires. Laisser refroidir 5 minutes avant de transférer sur un plat de service.

25. Croustillants à l'avocat avec assaisonnement

Ingrédients

- 1 grand avocat mûr
- 75 g de parmesan fraîchement râpé
- 1 cuillère à café de jus de citron
- 1/2 cuillère à café d'ail en poudre
- 1/2 cuillère à café d'assaisonnement italien
- Sel
- Poivre noir fraîchement moulu

Instructions

Préchauffer le four à 180 °C (160 °C en mode ventilation) et recouvrir deux plaques de cuisson de papier sulfurisé.
Dans un bol de taille moyenne, écraser l'avocat à la fourchette jusqu'à ce qu'il soit lisse. Incorporer le parmesan, le jus de citron, l'ail en poudre et l'assaisonnement italien. Assaisonner de sel et de poivre.

Déposer des boules de mélange de la taille d'une cuillère à café sur la plaque de cuisson, en laissant un espace d'environ 7 cm entre chaque boule. Aplatir chaque boule de 5 cm de large avec le dos d'une cuillère. Cuire au four jusqu'à ce qu'ils soient croustillants et dorés, environ 30 minutes, puis laisser refroidir complètement. Servir à température ambiante.

26.   Everything Bagel

Ingrédients

- 1 1/2 tasse d'eau tiède (110-115°F)
- 1 paquet (0,25 oz) (7 g) ou 2 1/4 cuillères à café de levure à levée rapide
- 4 tasses de farine de pain
- 1 cuillère à soupe de sucre brun clair ou foncé (ou de sirop de malt d'orge - voir notes)
- 2 cuillères à café de sel de table
- 2 litres d'eau
- 1/4 de tasse de miel (ou de sirop de malt d'orge - voir notes)
- 2 cuillères à soupe de graines de pavot
- 2 cuillères à soupe de graines de sésame
- 1 cuillère à soupe d'oignon émincé séché
- 1 cuillère à soupe de flocons d'ail séché
- 1 cuillère à soupe de gros sel
- Lait d'œuf : 1 blanc d'œuf battu avec 1 cuillère à soupe d'eau

Instructions

Préparer la pâte : Mesurer 1 1/2 tasse d'eau tiède dans une tasse à mesurer ou un bol. Ajouter la levure en fouettant jusqu'à ce qu'elle soit complètement dissoute. Laisser reposer pendant 5 minutes.

Battre la farine, la cassonade et le sel pendant quelques secondes à vitesse moyenne. En laissant le batteur tourner à vitesse moyenne, ajouter lentement le mélange de levure en veillant à gratter la levure avec une spatule.

Passer le mixeur à vitesse lente et mélanger jusqu'à ce que toute la farine ait été incorporée à la pâte. La pâte aura l'air déchiquetée. Une fois qu'elle apparaît ainsi, augmentez la vitesse à moyenne et pétrissez pendant 8 minutes. La pâte est incroyablement rigide et sera quelque peu sèche. Au cours des 8 minutes, si la pâte se sépare, arrêtez le batteur et repliez la pâte avec vos mains, puis continuez à pétrir jusqu'à ce qu'elle soit lisse et cohésive.

Graisser légèrement un grand bol avec de l'huile ou le vaporiser avec un spray antiadhésif. Façonner la pâte en boule et la placer dans le bol, en la tournant pour l'enduire d'huile de tous les côtés. Couvrez légèrement le bol avec du papier d'aluminium ou un torchon propre et laissez la pâte lever à température ambiante pendant environ 90 minutes. La pâte doit être plus grande et gonflée.

Recouvrir deux grandes plaques à pâtisserie de papier sulfurisé ou de tapis de cuisson en silicone. Placer une grille sur une troisième plaque à pâtisserie. Mettez les trois plaques de côté.

Façonner les bagels et préchauffer le four à 218°C (425°F).

Bain d'eau : Remplir une grande casserole avec 2 litres d'eau. Ajouter le miel en fouettant. Porter l'eau à ébullition, puis réduire le feu à moyen ou moyen-vif pour que l'eau reste frémissante. Y déposer les bagels, 2 à 4 à la fois, en veillant à ce qu'ils aient suffisamment d'espace pour flotter. Cuire les bagels pendant 1 minute de chaque côté. Transférer chaque bagel sur une grille à l'aide d'une cuillère à égoutter. Ils auront l'air un peu ratatinés - ce n'est pas grave !

Garniture : Mélanger les graines de pavot, les graines de sésame, l'oignon émincé séché, les flocons d'ail séché et le gros sel dans un bol. À l'aide d'un pinceau à pâtisserie, badigeonner le dessus et les côtés de chaque bagel avec l'œuf, puis saupoudrer chaque bagel avec le mélange de garniture ; OU vous pouvez tremper le dessus de chaque bagel directement dans le mélange de garniture.

Replacer 4 bagels sur chacune des plaques à pâtisserie tapissées. Cuire au four pendant 20 à 25 minutes, en tournant la plaque à mi-chemin. Les bagels doivent être d'un brun doré foncé. Retirer du four et laisser les bagels refroidir sur les plaques de cuisson pendant 20 minutes, puis les transférer sur une grille pour qu'ils refroidissent complètement.

27. Feuilles d'igname sautées

Ingrédients

- 1 livre de feuilles d'igname
- 3 cuillères à soupe d'huile végétale
- 3 gousses d'ail (écrasées et hachées)
- 2 tranches de gingembre (en julienne)
- 1 cuillère à café d'huile de sésame
- 1 cuillère à café de vin de Shaoxing (facultatif)
- 1/4 cuillère à café de poivre blanc moulu
- 2 cuillères à soupe d'eau
- Sel (au goût)
- 1/8 cuillère à café de sucre

Instructions

Pincez chaque feuille, y compris la tige, le pédoncule principal et toute autre partie tendre des légumes. Laver et rincer soigneusement plusieurs fois et mettre de côté pour égoutter l'excédent d'eau avant la cuisson.

Faire chauffer l'huile dans un wok à feu moyen. Ajouter l'ail et le gingembre et faire cuire pendant environ une minute. Porter le feu à un niveau élevé et ajouter les feuilles d'igname douce.

Remuez et ajoutez l'huile de sésame, le vin Shaoxing (facultatif), le poivre blanc moulu, l'eau, le sel (selon votre goût) et une pincée de sucre. Faire cuire en remuant pendant quelques minutes jusqu'à ce que toutes les feuilles soient flétries. Servir immédiatement.

28.   Frites de patates douces au four

Ingrédients

- 2 livres de patates douces à chair orange (environ 3 grosses)
- 3 cuillères à soupe d'huile d'olive extra vierge
- 1 1/2 cuillère à café de sel casher
- 1 à 2 cuillères à soupe d'épices ou d'une combinaison d'épices de votre choix : poudre de chipotle, paprika fumé, cinq-épices chinois, épices pour tarte à la citrouille, garam masala, assaisonnement cajun, etc.

Instructions

Préchauffer le four et la plaque à rôtir. Éplucher et couper les patates douces pour obtenir la forme de frites. Étaler ensuite sur une plaque de cuisson préchauffée et cuire au four pendant 15 à 25 minutes. Après les 10 premières minutes, retirez la plaque du four et utilisez des pinces pour retourner tous les morceaux de patates douces.

Remettre au four et cuire encore 5 à 15 minutes, ou jusqu'à ce qu'ils soient bien dorés.

29.   Granola maison aux canneberges et à l'orange

Ingrédients

- Zeste d'une grosse orange, de préférence biologique
- 2 cuillères à soupe de sucre cristallisé au choix

- 4 tasses de flocons d'avoine à l'ancienne (utilisez de l'avoine certifiée sans gluten pour un granola sans gluten)
- 1 ½ tasse de noix de pécan crues (ou autres noix ou graines*)
- 1 cuillère à café de sel de mer fin (si vous utilisez du sel de table standard, réduisez à ¾ de cuillère à café)
- 1/2 cuillère à café de cannelle
- 1/2 tasse d'huile de coco fondue (ou d'huile d'olive)
- 1/2 tasse de sirop d'érable ou de miel
- 1 tasse de canneberges séchées

Instructions

Préchauffer le four à 350 degrés Fahrenheit et tapisser une grande plaque à pâtisserie à rebord de papier sulfurisé.

Dans un petit bol, mélanger le zeste d'orange et le sucre. Utilisez vos doigts pour frotter le zeste dans le sucre jusqu'à ce qu'il devienne orange vif et odorant. Cette étape permet de s'assurer que le granola est imprégné de la saveur de l'orange.

Dans un grand saladier, mélanger les flocons d'avoine, les noix de pécan, le sel, la cannelle et le sucre d'orange. Remuer pour bien mélanger. Verser l'huile de coco et le sirop d'érable. Bien mélanger.

Verser le granola sur la plaque de cuisson préparée. Étalez le granola en une couche uniforme. Cuire au four pendant 24 à 28 minutes (si vous avez utilisé du miel au lieu du sirop d'érable, vérifiez à 22 minutes), en remuant à mi-chemin, jusqu'à ce que le granola prenne une couleur légèrement dorée. Le granola deviendra croustillant en refroidissant.

Laissez le granola refroidir avant d'y incorporer les canneberges séchées. Conservez le granola dans un récipient hermétique à température ambiante pendant 1 à 2 semaines, ou au congélateur pour une durée de conservation plus longue.

30. Gruau de nuit aux roulés à la cannelle

Ingrédients

- 2 1/2 tasses de flocons d'avoine à l'ancienne (voir Conseil)
- 2 1/2 tasses de lait non laitier non sucré, comme le lait d'amande ou de coco
- 6 cuillères à café de cassonade légère
- 1 ½ cuillère à café d'extrait de vanille
- 1 ¼ cuillère à café de cannelle moulue
- 1/2 cuillère à café de sel

Instructions

Mélanger les flocons d'avoine, le lait, la cassonade, la vanille, la cannelle et le sel dans un grand bol. Répartir dans cinq pots de 8 onces. Visser les couvercles et réfrigérer pendant la nuit ou jusqu'à 5 jours.

31. Haricots blancs et tomates chipotle épicées sur toast

Ingrédients

- 2 cuillères à soupe d'huile d'olive
- 1-2 gousses d'ail, pelées et coupées en tranches
- 1 saucisse chorizo (facultatif)
- 500 g de tomates mûres, grossièrement hachées
- 1 piment chipotle en sauce adobo, haché
- 2 boîtes de 400 g de haricots cannellini, égouttés et rincés
- 4 tranches épaisses de pain grillé au levain de bonne qualité

Instructions

Une poignée de feuilles de coriandre fraîches, lavées et cueillies

Faire chauffer l'huile dans une poêle, ajouter l'ail et faire cuire pendant une minute environ jusqu'à ce qu'il soit doré. Éplucher le chorizo et le couper en morceaux. Ajouter à la poêle et faire cuire pendant quelques minutes. Ajouter les tomates et le piment.

Faire cuire pendant quelques minutes jusqu'à ce que les tomates commencent à se décomposer et à former une sauce. Ajouter les haricots égouttés et mélanger. Déposer sur des toasts au levain, garnir de coriandre et servir.

32. Noix de Saint-Jacques Teriyaki enveloppées de bacon

Ingrédients

- 1/2 tasse de sauce teriyaki
- 1/3 tasse de sucre brun
- 3 cuillères à soupe de racine de gingembre fraîche émincée
- 18 tranches de bacon, coupées en deux dans le sens de la largeur
- 12 grands pétoncles, coupés en trois
- 36 cure-dents

Instructions

Placer la grille du four à environ 6 pouces de la source de chaleur et préchauffer le gril du four. Tapisser 2 plaques à pâtisserie de papier d'aluminium.

Fouetter la sauce teriyaki, la cassonade et le gingembre dans un bol.

Envelopper chaque Saint-Jacques d'une bande de bacon et la fixer à l'aide d'un cure-dent. Tremper chaque pétoncle enveloppé de bacon dans le mélange de sauce teriyaki et le disposer sur l'une des plaques à pâtisserie préparées.

Griller au four préchauffé jusqu'à ce qu'elles soient légèrement carbonisées, environ 6 minutes. Retourner les pétoncles, les transférer sur la plaque de cuisson propre et les remettre au four. Continuer à griller jusqu'à ce que le bacon soit carbonisé de l'autre côté, environ 6 minutes de plus.

33. Œufs au diable au bacon fumé

Ingrédients

- 12 œufs durs
- 1 cuillère à café de jus de citron fraîchement pressé
- 1 cuillère à café de moutarde de Dijon
- 3/4 de tasse de mayonnaise
- 1 cuillère à café de paprika fumé, plus pour la garniture
- 3 oignons verts, tranchés très finement (seulement les tiges vertes)
- 2 tranches de bacon cuit, coupées en petits dés

Instructions

Placer les œufs dans une grande casserole et les recouvrir d'un centimètre d'eau. Portez-les à ébullition, puis retirez-les du feu, couvrez la casserole et laissez reposer pendant 20 minutes. Videz l'eau chaude et remplissez la casserole d'eau froide et de glaçons. Laissez-les reposer dans l'eau glacée pendant au moins 5 minutes. Casser et écaler les œufs et les mettre au réfrigérateur pendant au moins 1 heure.

Couper les œufs en deux dans le sens de la longueur. Retirer délicatement les jaunes d'œuf des œufs et les placer dans un saladier. Ajouter la mayonnaise, la moutarde de Dijon, le jus de citron et 1 cuillère à café de paprika fumé et mélanger soigneusement. Incorporer délicatement 2 cuillères à soupe d'oignons verts et 2 cuillères à soupe de bacon cuit.

À l'aide d'une cuillère ou d'une poche à douille, remplir les coupes de blanc d'œuf avec le mélange de jaune d'œuf. Garnir d'oignons verts, de bacon et de paprika fumé.

34. Pistaches doublement grillées aromatisées au barbecue

Ingrédients

- 1 cuillère à soupe de paprika
- 1 cuillère à soupe de sucre brun
- 1 cuillère à café de poudre de chili
- 1 cuillère à café d'ail en poudre
- 1 cuillère à café d'oignon en poudre
- 1 cuillère à café de poivre
- 2 tasses de pistaches décortiquées

Instructions

Préchauffer le four à 350 degrés.

Mélanger tous les ingrédients dans un bol de taille moyenne. Répartir les noix enrobées sur une plaque à pâtisserie. Faire griller au four pendant 8 à 10 minutes, ou jusqu'à ce que les noix soient grillées à votre goût.

35.   Raviolis au potiron et au pesto

Ingrédients

- 1/4 de tasse d'échalote finement hachée
- 2 gousses d'ail émincées
- 2 cuillères à soupe d'huile d'olive
- 1 tasse de potiron en conserve
- 1/4 de tasse de parmesan finement râpé
- 1/4 de cuillère à café de sel
- 1/8 de cuillère à café de poivre noir
- 20 enveloppes de wonton
- 2 cuillères à soupe de pesto au basilic acheté
- 2 cuillères à soupe de parmesan râpé
- Feuilles de basilic frais

Instructions

Pour la garniture, dans une petite poêle, faire cuire l'échalote et l'ail dans 1 cuillère à soupe d'huile d'olive à feu moyen pendant environ 3 minutes ou jusqu'à ce que l'échalote soit tendre. Transférer dans un petit bol. Incorporer le potiron, le quart du parmesan, le sel et le poivre.

Pour chaque ravioli, déposer 1 cuillère à soupe de farce au potiron au centre d'une feuille de wonton. Badigeonner les bords avec de l'eau ; replier un coin sur la garniture pour rejoindre le coin opposé, formant ainsi des triangles. Presser autour de la garniture pour chasser l'air ; sceller hermétiquement les bords. Couvrir les raviolis d'un essuie-tout sec pendant que l'on remplit les autres enveloppes.

Chauffer la moitié de l'huile restante dans une grande poêle à feu moyen-vif. Disposer la moitié des raviolis dans la poêle de manière à ce qu'ils ne se touchent pas et que les pointes soient tournées vers le haut.

Cuire 1 à 2 minutes ou jusqu'à ce que le fond des raviolis soit doré. Ajouter délicatement 2 cuillères à soupe d'eau, couvrir et réduire le feu à doux. Cuire 2 à 3 minutes de plus ou jusqu'à ce que les enveloppes soient tendres et translucides. Transférer sur une plaque à pâtisserie et garder au chaud dans un four à 200°F. Répéter l'opération avec le reste de l'huile et des raviolis.

Dans un petit bol, mélanger le pesto et 1 cuillère à soupe d'eau. Pour servir, arroser les raviolis du mélange de pesto et les saupoudrer de 2 cuillères à soupe de parmesan. Garnir de basilic.

36.   Rouleau d'été aux crevettes et à la mangue

Ingrédients

- 12 grosses crevettes décortiquées (21 à 25 par livre), décortiquées
- 3 onces de vermicelles de riz*
- 3 cuillères à soupe de vinaigre de riz
- 2 cuillères à soupe de sucre
- 1/2 cuillère à café de sel
- 8 (8 pouces) rondelles de papier de riz, plus d'autres au cas où certaines se déchireraient*
- 48 feuilles de coriandre fraîche (environ 1 bouquet)
- 48 feuilles de menthe fraîche (environ 1 bouquet)

- 1 concombre sans pépins (généralement emballé sous plastique ; 1 lb), pelé, évidé et coupé en bâtonnets d'un huitième de pouce d'épaisseur
- 3 échalotes, coupées en julienne de 3 pouces de long
- 1 livre de mangue à maturité ferme, pelée, dénoyautée et coupée en bâtonnets de 1/8 de pouce d'épaisseur
- 3 cuillères à soupe de sauce de poisson asiatique, telle que la sauce thaïe nam pla ou la sauce vietnamienne nuoc mam*.
- 3 cuillères à soupe de jus de citron vert frais
- 2 cuillères à soupe d'eau
- 2 1/2 cuillères à café de sucre roux tassé

Instructions

Mélanger tous les ingrédients de la sauce dans un petit bol jusqu'à ce que le sucre soit dissous.

Ajouter les crevettes dans une casserole de 4 à 5 pintes d'eau bouillante salée, puis réduire le feu et pocher les crevettes à petits frémissements, à découvert, jusqu'à ce qu'elles soient bien cuites, environ 3 minutes. Transférer les crevettes à l'aide d'une écumoire dans un bol de glace et d'eau froide pour arrêter la cuisson, puis remettre l'eau de cuisson des crevettes à bouillir. Refroidir les crevettes dans l'eau glacée pendant 2 minutes, puis les égoutter et les éponger. Couper chaque crevette en deux dans le sens de la longueur, en la déveinant si nécessaire.

Ajouter les nouilles à l'eau bouillante et cuire jusqu'à ce qu'elles soient tendres, environ 3 minutes. Les égoutter dans une passoire, puis les rincer à l'eau courante froide et bien les égoutter. Dans un grand bol, mélanger le vinaigre, le sucre et le sel jusqu'à ce que le sucre soit dissous, puis ajouter les nouilles et mélanger pour les enrober.

Placer une double épaisseur d'essuie-tout sur un plan de travail et remplir un moule peu profond d'eau chaude. Vérifier les rondelles de papier de riz et n'utiliser que celles qui ne sont pas trouées. Tremper 1 rondelle dans l'eau chaude jusqu'à ce qu'elle soit souple, de 30 secondes à 1 minute, puis la transférer délicatement sur du papier absorbant.

Disposer 3 moitiés de crevettes (côtés coupés vers le haut) en une rangée sur le tiers inférieur (partie la plus proche de vous) de la feuille de riz trempée. Répartir 1/4 de tasse de nouilles sur les crevettes et disposer horizontalement 3 feuilles de coriandre, 3 feuilles de menthe, 8 bâtonnets de concombre, 6 lamelles d'oignon vert et 10 bâtonnets de mangue sur les nouilles. Replier le bas de la feuille de riz sur la garniture et commencer à rouler fermement, en s'arrêtant à mi-parcours. Disposer 3 feuilles de menthe et 3 feuilles de coriandre supplémentaires le long du pli, puis replier les extrémités et continuer à rouler. Transférer le rouleau d'été, côté couture vers le bas, sur une assiette et le recouvrir de papier absorbant humidifié. Confectionner 7 autres rouleaux de la même manière et les servir, entiers ou coupés en deux en diagonale, avec la sauce de trempage.

37. Saumon séché au citron et au poivre

Ingrédients

- 2 grands filets de saumon
- 4 tasses d'eau
- 1 tasse de sucre brun
- 1/3 de tasse de sel casher
- Zeste d'un grand citron
- Poivre fraîchement moulu

Instructions

Si vous utilisez du poisson congelé, assurez-vous qu'il est complètement décongelé avant de le saumurer. Retirez les arêtes à l'aide d'une pince à épiler.

Mélangez les ingrédients de la saumure jusqu'à ce que le sucre soit dissous et placez-les dans un grand sac à fermeture éclair ou un grand récipient couvert. Placez le saumon nettoyé et décongelé dans la saumure et réfrigérez-le pendant 16 heures.

Retirez le saumon du liquide, rincez-le et épongez-le avec du papier absorbant. Laissez-le reposer sur une grille au réfrigérateur, à découvert, pendant 2 à 4 heures pour que la pellicule se forme. NE SAUTEZ PAS CETTE ÉTAPE. Assaisonnez le saumon avec le zeste de citron et le poivre.

Mettez votre fumoir en position "fumée" pour allumer le feu et placez le saumon sur une grille de cuisson généreusement vaporisée d'un spray de cuisson. Placez la grille sur le fumoir et fermez le couvercle. Fumez pendant 4 heures, sans laisser le fumoir dépasser 180° ni descendre en dessous de 130°.

Retirez le produit du gril et servez-le chaud avec des crackers, ou laissez-le refroidir à température ambiante, puis emballez-le hermétiquement et conservez-le au réfrigérateur jusqu'à une semaine.

38. Tostadas au chou-fleur et aux nachos

Ingrédients

- 4 tasses de fleurons de chou-fleur de taille moyenne
- 1 1/2 tasse de fromage pepper Jack coupé en cubes
- 3 c. à soupe d'assaisonnement pour tacos
- 1/4 de tasse de feuilles de coriandre fraîche hachées
- 1/2 tasse de Queso végétalien ou de salsa
- 1 avocat, coupé en cubes

Instructions

Préchauffer le four à 400°F. Tapisser 2 plaques à pâtisserie de papier sulfurisé. Placer une grille de four au milieu et une autre sous le gril.

À l'aide de la lame de votre robot, mixer une poignée de fleurons à la fois pendant environ 30 secondes, jusqu'à ce qu'ils soient complètement hachés et aient la consistance d'une farine. Transférer la farine sur un torchon propre et fin ou un morceau d'étamine et continuer ce processus jusqu'à ce que tous les fleurons soient hachés. Procédez-en deux ou trois fois ; si vous mettez tous les fleurons dans le robot en même temps, ils ne seront pas râpés uniformément.

Une fois que toute la farine est dans le torchon, rassemblez les coins et, en travaillant au-dessus de l'évier, pressez autant de liquide que vous le pouvez. Mettez le chou-fleur pressé dans un grand bol.

Rincez rapidement le robot et ajoutez le fromage coupé en cubes. Mixer pendant environ 20 secondes, jusqu'à ce que le fromage soit haché. Ajouter le fromage haché au bol de farine de chou-fleur, ainsi que l'assaisonnement pour tacos et la coriandre (en garder un peu pour la garniture). Utiliser une spatule en caoutchouc pour mélanger le tout.

Cuire les tostadas par lots. À l'aide d'une petite cuillère à glace (ou d'une cuillère à soupe), former huit boules de 5 cm (2 pouces) du mélange de chou-fleur et les placer sur les plaques à pâtisserie préparées, à une distance d'environ 5 cm (2 pouces) l'une de l'autre. Utiliser une spatule pour aplatir les boules. Utilisez vos doigts pour reformer les boules aplaties en cercles si nécessaire.

Cuire au four pendant 18 à 20 minutes, puis faire griller à feu vif pendant 2 minutes, jusqu'à ce que les boules soient dorées. Retirer du four et cuire la deuxième fournée. Laisser refroidir chaque lot sur la plaque pendant 5 minutes, puis les transférer sur une plaque de refroidissement. Garnir les tostadas de queso ou de salsa, d'avocat et de coriandre. Les tostadas se dégustent de préférence immédiatement.

39. Trail Mix

Ingrédients

- 3/4 de tasse de noix de pécan crues (j'ai fait griller les miennes au four pendant 10 minutes à 350 degrés F)
- 3/4 de tasse de noix de cajou crues (j'ai fait griller les miennes au four pendant 10 minutes à 350 degrés F)
- 1/2 tasse de graines de tournesol crues
- 1/2 tasse de graines de citrouille crues
- 1/2 tasse de cerises non sucrées et non sulfurées
- 1/2 tasse de raisins secs non sucrés et non sulfurés
- 1/2 tasse de chocolat noir 82% haché
- 1/4 de cuillère à café de sel de mer
- 1/2 cuillère à café de cannelle
- Une pincée de noix de muscade

Instructions

Combiner tous les ingrédients dans un grand bol et bien mélanger. Conserver dans un sac ziploc ou un pot mason. Se conserve jusqu'à 1 mois.

Salade

40. Feel-Good Fruit Salad : Salade de fruits bienfaisante

Ingrédients
- 1/4 tasse d'huile de sésame grillé
- 2 cuillères à soupe de tamari

- 1 cuillère à soupe de vinaigre de xérès
- 1 cuillère à soupe de vinaigre balsamique
- 1 cuillère à soupe d'huile de piment fort
- 1/2 cuillère à café de sucre
- 3 oranges sanguines, pelées
- 3 oranges navel, pelées
- 3 oranges Cara Cara, pelées
- 2 avocats, coupés en tranches
- 1 piment rouge de Fresno, finement tranché
- 1 petite échalote, émincée
- 1/4 tasse de menthe fraîche déchirée
- 1/4 tasse de feuilles de coriandre fraîche

Instructions

Dans un petit bol, fouetter l'huile de sésame, le tamari, le vinaigre de xérès, le vinaigre balsamique, l'huile de piment et le sucre jusqu'à émulsion, environ 20 secondes. Réserver.

Couper les oranges en tranches d'un quart de pouce d'épaisseur. Répartir uniformément les tranches d'orange et d'avocat dans 8 assiettes à salade, en alternant les fruits. Parsemer les salades de tranches de piment et d'échalotes. Arroser chaque salade d'une cuillère à soupe de vinaigrette ; parsemer de feuilles de menthe et de coriandre.

41. Belle salade d'été

Ingrédients

- 3 petites betteraves dorées (10 onces au total), pelées et parées

- 2 petits avocats mûrs (6 onces chacun)
- 1 tasse d'herbes fraîches hachées (estragon, aneth, persil, ciboulette et/ou coriandre)
- 1/2 tasse plus 2 cuillères à soupe de lait de beurre allégé
- 2 cuillères à soupe d'eau
- 1 petite gousse d'ail
- 2 cuillères à soupe plus 4 cuillères à café de jus de citron frais, divisées
- 3/4 cuillère à café de sel, divisée
- 8 tasses de laitue romaine hachée
- 1 boîte de 15,5 onces de pois chiches sans sel ajouté, égouttés et rincés
- 1 tasse de microgreens légèrement tassés (comme les pousses de pois)
- 1 tasse de grains de maïs frais (de 2 épis)
- 1 tasse d'edamame surgelé, décongelé
- 1 petit radis pastèque, coupé en deux et finement tranché à la mandoline (environ 1/4 de tasse)
- 2 cuillères à soupe d'huile d'olive extra-vierge

Instructions

Envelopper les betteraves ensemble dans une feuille de papier sulfurisé pour micro-ondes. Passer au micro-ondes à puissance élevée jusqu'à ce qu'elles soient tendres, 10 à 12 minutes. Laisser refroidir pendant 5 minutes. Couper chaque betterave en 8 quartiers.

Pendant ce temps, couper 1 avocat en 12 quartiers. Hacher le reste de l'avocat.

Mélanger les herbes, le babeurre, l'eau, l'ail, 2 cuillères à soupe plus 2 cuillères à café de jus de citron et 1/4 de cuillère à café de sel dans un mixeur. Réduire en purée jusqu'à obtention d'un mélange homogène, environ 10 secondes, en s'arrêtant pour racler les parois si nécessaire. Ajouter l'avocat haché ; mixer à vitesse moyenne jusqu'à obtention d'un mélange homogène, environ 30 secondes, en s'arrêtant pour racler les parois si nécessaire.

Disposer la romaine sur un grand plateau. Recouvrir de pois chiches, de microgreens, de maïs, d'edamame, de tranches de radis, de quartiers de betterave et de quartiers d'avocat. Arroser d'huile et des 2 cuillères à café de jus de citron restantes ; saupoudrer de la 1/2 cuillère à café de sel restante. Verser la vinaigrette au babeurre sur la salade.

42.   Salade d'asperges fraîches et de tomates

Ingrédients

- 6 cuillères à soupe de vinaigre balsamique
- 1/4 de tasse d'huile d'olive
- 2 cuillères à café de moutarde de Dijon
- 2 cuillères à café de miel
- 1 gousse d'ail émincée
- Sel et poivre noir fraîchement moulu
- 2 livres d'asperges fraîches (de préférence d'épaisseur moyenne), extrémités coriaces coupées, le reste coupé en morceaux de 2 pouces
- 1 paquet de tomates raisin (10,5 oz), coupées en deux
- 2/3 tasse de noix hachées, grillées

- 4 oz de fromage feta, émietté (à peine 1 tasse)

Instructions

Porter une grande casserole d'eau à ébullition. Pendant ce temps, préparer la vinaigrette - ajouter le vinaigre dans une petite casserole, porter à ébullition à feu moyen et laisser bouillir jusqu'à ce qu'il soit réduit de moitié, environ 3 minutes.

Verser dans un bocal ou un bol, ajouter l'huile d'olive, la moutarde de Dijon, le miel, l'ail et fouetter pour mélanger tout en assaisonnant de sel et de poivre au goût. Réserver. Verser les asperges dans l'eau bouillante et laisser bouillir jusqu'à ce qu'elles soient tendres et croquantes, environ 4 à 5 minutes.

Pendant ce temps, remplir un saladier moyen avec de la glace et de l'eau froide. Égoutter et transférer immédiatement les asperges dans l'eau glacée, laisser reposer environ 10 secondes puis bien égoutter les asperges.

Les transférer dans un bol avec les tomates et les noix. Arroser de vinaigrette et mélanger légèrement. Saupoudrer la moitié de la feta, puis mettre dans l'assiette et recouvrir du reste de la feta.

43. Salade d'automne avec épinards, courge musquée, pommes et cheddar

Ingrédients

- 1 petite courge butternut, pelée et coupée en dés d'un demi-pouce (environ 4 tasses)
- 2 gousses d'ail, émincées
- 3 cuillères à soupe d'huile d'olive extra-vierge, divisées
- 1/2 cuillère à café de sel, divisée
- 1/2 cuillère à café de poivre moulu, divisée
- 2 cuillères à soupe de vinaigre balsamique
- 1 cuillère à café de sirop d'érable
- 2 cuillères à café de moutarde de Dijon
- 8 tasses de jeunes épinards emballés, grossièrement hachés
- 1 pomme moyenne, coupée en dés
- 1/2 tasse de fromage cheddar fort en dés
- 1/2 tasse de noix de pécan grillées et hachées

Instructions

Dans un grand bol, mélanger la courge, l'ail, 1 cuillère à soupe d'huile, 1/4 de cuillère à café de sel et 1/4 de cuillère à café de poivre. Étendre sur une grande plaque à pâtisserie à rebord et faire rôtir, en remuant une fois, jusqu'à ce qu'elles soient tendres, environ 20 minutes.

Pendant ce temps, mélanger les 2 cuillères à soupe d'huile restantes, le vinaigre, le sirop d'érable, la moutarde et les 1/4 de cuillère à café de sel et de poivre restants dans un grand bol. Ajouter les épinards, la courge rôtie, les pommes, le fromage et les noix de pécan. Mélanger pour bien enrober.

44. Salade d'épinards aux fraises, avocat et noix

Ingrédients

- 3 tasses de jeunes épinards
- 1 cuillère à soupe d'oignon rouge finement haché
- 1/2 tasse de fraises tranchées
- 2 cuillères à soupe de vinaigrette
- 1/4 d'avocat moyen, coupé en dés
- 2 cuillères à soupe de morceaux de noix grillées

Instructions

Mélanger les épinards, l'oignon et les fraises dans un bol de taille moyenne. Arroser de vinaigrette ; mélanger pour enrober. Garnir d'avocat et de noix.

45. Salade d'épinards avec patates douces rôties, haricots blancs et basilic

Ingrédients

- 1 patate douce (12 onces), pelée et coupée en dés (1/2 pouce)
- 5 cuillères à soupe d'huile d'olive extra-vierge, divisées
- 1/2 cuillère à café de poivre moulu, divisée
- 1/4 cuillère à café de sel, divisée
- 1/2 tasse de feuilles de basilic frais emballées

- 3 cuillères à soupe de vinaigre de cidre
- 1 cuillère à soupe d'échalote finement hachée
- 2 cuillères à café de moutarde à l'ancienne
- 10 tasses de jeunes épinards
- 1 boîte de 15 onces de haricots cannellini à faible teneur en sodium, rincés
- 2 tasses de chou râpé
- 1 tasse de poivron rouge haché
- 1/3 tasse de noix de pécan hachées, grillées

Instructions

Préchauffer le four à 425 degrés F.

Mélanger les patates douces, 1 cuillère à soupe d'huile, 1/4 de cuillère à café de poivre et 1/8 de cuillère à café de sel dans un grand bol. Transférer sur une grande plaque à pâtisserie à rebord et faire rôtir, en remuant une fois, jusqu'à ce qu'elles soient tendres, 15 à 18 minutes. Laisser refroidir pendant au moins 10 minutes.

Entre-temps, mettre le basilic, le quart de tasse d'huile restant, le vinaigre, l'échalote, la moutarde, le quart de cuillère à café de poivre restant et 1/8 de cuillère à café de sel dans un mini-processeur. Travailler jusqu'à ce que le mélange soit à peu près lisse. Transférer dans le grand bol. Ajouter les épinards, les haricots, le chou, le poivron, les noix de pécan et les patates douces refroidies. Mélanger pour bien enrober.

46. Salade d'épinards et de fraises avec vinaigrette aux graines de pavot

Ingrédients

- 3/4 de tasse de noix de pécan brutes
- 1/2 petit oignon rouge tranché très finement
- 10 onces de jeunes épinards frais - j'aime aussi un mélange 50/50 de roquette et d'épinards
- 1 litre de fraises équeutées et coupées en quatre (environ 1 livre)
- 3/4 de tasse de feta émiettée acheter de la feta en bloc, pas de la feta pré-émiettée ; la texture est bien meilleure.
- 1/4 de tasse de vinaigre balsamique
- 3 cuillères à soupe d'huile d'olive extra-vierge
- 1 1/2 cuillère à soupe de graines de pavot
- 1 1/2 cuillère à soupe de miel
- 1/2 cuillère à café de moutarde de Dijon
- 1/2 cuillère à café de sel casher
- 1/8 de cuillère à café de poivre noir

Instructions

Préchauffer le four à 350 degrés F. Étaler les noix de pécan en une seule couche sur une plaque à pâtisserie non graissée. Cuire au four pendant 8 à 10 minutes, jusqu'à ce que les noix de pécan dégagent une odeur parfumée et que le centre d'une noix de pécan soit bronzé lorsqu'on la casse en deux.

Placez les oignons tranchés dans un bol et couvrez-les d'eau froide. Laissez-les reposer pendant que vous préparez le reste de la salade.

Dans un petit bol ou une grande tasse à mesurer liquide, mélangez au fouet tous les ingrédients de la vinaigrette - vinaigre, huile, graines de pavot, miel, moutarde, sel et poivre - jusqu'à ce qu'ils soient bien combinés

Placer les épinards dans un grand bol de service. Ajouter les fraises. Égoutter l'oignon rouge et l'ajouter également. Verser environ la moitié de la vinaigrette sur la salade et mélanger pour enrober les feuilles. Évaluez la quantité de vinaigrette. Vous voulez que les feuilles d'épinards soient bien humidifiées, mais qu'elles ne baignent pas dans la vinaigrette. Ajoutez-en un peu plus si nécessaire, selon vos préférences. Ajouter la feta et les noix de pécan. Mélanger légèrement.

47. Salade d'épinards, de petits pois et de brocoli

Ingrédients

- 400 g de petits pois frais
- 2 bottes de brocoli
- 100g de mâche
- 50 g de jeunes épinards
- Une poignée de feuilles de menthe
- 1/2 tasse d'huile d'olive extra vierge
- 2 cuillères à soupe de vinaigre de vin rouge
- Sel de mer et poivre fraîchement moulu
- 100 g de fromage de chèvre à pâte molle, émietté

Instructions

Retirer les petits pois de leurs cosses. Porter à ébullition une grande casserole d'eau salée. Blanchir les brocolis jusqu'à ce qu'ils soient al dente, environ quatre minutes. Les retirer à l'aide de pinces et les rafraîchir dans de l'eau glacée. Porter à nouveau l'eau à ébullition et blanchir les petits pois environ trois à cinq minutes. Les égoutter et les rafraîchir dans de l'eau glacée. Bien égoutter les deux légumes. Couper un peu les extrémités épaisses du brocoli, puis le couper en biais en morceaux de la taille d'une bouchée.

Couper les racines de la mâche. Laver et sécher soigneusement la mâche, les épinards et les feuilles de menthe. Déchirer grossièrement les feuilles de menthe.

Pour la vinaigrette, mélanger au fouet l'huile, le vinaigre et l'assaisonnement.

Mettre tous les ingrédients dans un saladier avec la vinaigrette. Mélanger délicatement et présenter dans un grand bol de service pour partager.

48. Salade de brocolis et de raisins

Ingrédients

- 1/2 tasse de mayonnaise
- 2 cuillères à soupe de vinaigre balsamique traditionnel ou blanc
- 2 cuillères à soupe de sucre

- 1 livre de brocoli frais tranché en petits fleurons de 1/2″, soit environ 4 tasses
- 2 tasses de raisins rouges ou verts coupés en deux
- 1/3 tasse d'oignon rouge finement coupé en dés
- 1/2 tasse de noix de pécan hachées

Instructions

Mélanger la mayonnaise, le vinaigre et le sucre dans un grand bol. Ajouter le brocoli, les raisins et les oignons. Bien mélanger pour les enrober de vinaigrette.

Incorporer les noix de pécan, en en réservant quelques-unes pour les saupoudrer sur le dessus. Laisser refroidir au réfrigérateur jusqu'au moment de servir. Remuer à nouveau au moment de servir.

49. Salade de céréales chypriote de la République hellénique

Ingrédients

- 1 tasse de quinoa cuit
- 2 cuillères à soupe de graines de citrouille grillées
- 2 cuillères à soupe d'amandes effilées grillées
- 2 cuillères à soupe de pignons de pin grillés
- 1/2 botte de coriandre fraîche hachée
- 1/2 botte de persil frais haché
- 1/2 oignon rouge finement haché
- 420 g de lentilles en boîte, rincées et égouttées
- 2 cuillères à soupe de câpres égouttées
- 1/2 tasse de raisins de Corinthe

- Jus d'un citron
- 3 cuillères à soupe d'huile d'olive
- 1 tasse de yaourt grec
- 1 cuillère à café de cumin moulu
- 1 cuillère à soupe de miel
- 1 grenade épépinée

Instructions

Faire cuire le quinoa selon les indications du paquet. Mettre de côté et laisser refroidir.

Placer les graines de courge, les amandes effilées et les pignons de pin dans une poêle à feu doux. Cuire en remuant pendant 2 à 3 minutes ou jusqu'à ce qu'elles soient légèrement grillées. Mettre de côté et laisser refroidir.

Placer le quinoa refroidi dans un grand bol. Ajouter les noix et les graines refroidies, la coriandre et le persil hachés, l'oignon rouge, les lentilles, les câpres et les raisins de Corinthe. Ajouter le jus de citron et l'huile d'olive au bol. Mélanger les ingrédients jusqu'à ce qu'ils soient bien combinés. Assaisonner de sel et de poivre. Transférer la salade dans un plat de service.

Pour préparer la vinaigrette, mettre le yaourt grec, le cumin moulu et le miel dans un bol. Remuer jusqu'à ce que le tout soit bien mélangé.

Au moment de servir, verser la vinaigrette sur le dessus de la salade. Saupoudrer les graines de grenade sur la vinaigrette et servir.

50. Salade de chou à l'asiatique

Ingrédients

- 1/2 tasse d'amandes tranchées ou effilées
- 1/2 petite tête de chou vert finement tranchée
- 1/2 petite tête de chou rouge finement tranchée
- 1 poivron rouge moyen tranché très finement
- 1 tasse de carottes râpées
- 1 tasse d'edamames surgelées décongelées et décortiquées
- 1/2 tasse de coriandre fraîche hachée
- 1/4 tasse de vinaigre de riz
- 2 cuillères à soupe de miel
- 2 cuillères à soupe de sauce soja à faible teneur en sodium
- 1 cuillère à soupe de beurre de cacahuète crémeux
- 1 cuillère à soupe de gingembre frais haché

Instructions

Préchauffer le four à 350 degrés F. Répartir les noix en une seule couche sur une plaque à pâtisserie à rebord non graissée. Faire griller pendant 4 à 6 minutes, jusqu'à ce qu'elles soient parfumées et croustillantes. Remuer une fois à mi-cuisson et ne pas s'éloigner pendant les dernières minutes de cuisson. Déposez-les immédiatement dans un petit bol ou une assiette.

Dans un grand bol, placer le chou vert et le chou rouge, le poivron, les carottes, les edamames et la coriandre.

Dans un bol moyen ou une grande tasse à mesurer liquide, mélangez au fouet les ingrédients de la vinaigrette : vinaigre de riz, miel, sauce soja, beurre de cacahuète et gingembre. Verser suffisamment sur la salade pour l'humidifier. Remuer pour enrober la salade. Évaluez la quantité de vinaigrette et ajoutez-en si vous le souhaitez. Ajouter les amandes et mélanger légèrement la salade une dernière fois. Si le temps le permet, laisser mariner pendant 30 minutes avant de servir.

51. Salade de choux de Bruxelles aux pois chiches croquants

Ingrédients

- 1 boîte de pois chiches
- 1 cuillère à soupe d'assaisonnement
- 1 & 1/4 lb de choux de Bruxelles, environ 5 tasses
- Huile d'olive au besoin
- Sel casher et poivre noir fraîchement concassé
- 1 boîte d'anchois
- 2 gousses d'ail émincées ou râpées
- 1/2 tasse de tahini
- 1 citron pour le jus
- 1/2 tasse de persil plat finement haché
- 1/4 de tasse d'eau froide
- 1/2 once de parmesan fraîchement râpé (facultatif)

Instructions

Préchauffer le four à 400°F.

Égoutter et rincer les pois chiches. Séchez-les bien avant de les mettre dans un robot culinaire. Pulser jusqu'à ce qu'ils forment des "miettes" de pois chiches. Les étaler uniformément sur une plaque à pâtisserie. Arrosez généreusement les miettes de pois chiches d'huile d'olive, ajoutez le za'atar et assaisonnez de sel. Mélanger avec les mains jusqu'à ce que tout soit enrobé.

Couper les choux de Bruxelles en fines tranches et les placer sur une autre plaque de cuisson. Arrosez-les d'huile d'olive et assaisonnez-les de sel et de poivre. Mettez les pois chiches et les choux de Bruxelles au four, en plaçant les pois chiches sur la grille la plus haute. Faites cuire les choux de Bruxelles pendant 20 à 22 minutes et les pois chiches pendant 25 à 30 minutes ou jusqu'à ce qu'ils soient secs et croustillants.

Pendant que les choux de Bruxelles et les pois chiches rôtissent, préparez la sauce tahini aux anchois. Mettez une petite casserole sur feu moyennement doux. Ajoutez l'huile de la boîte d'anchois et laissez chauffer. Ajoutez ensuite les anchois dans la casserole, ils doivent immédiatement grésiller et commencer à "fondre" dans l'huile.
Ajouter l'ail râpé dans la poêle avec l'huile d'anchois. Faites cuire à feu moyen pendant 2 à 3 minutes ou jusqu'à ce que vous ne sentiez plus le goût de l'ail cru. Vous obtiendrez une pâte épaisse. Ajouter cette pâte, le tahini, le jus d'un citron et le persil dans un bol. Remuez pour mélanger. Le mélange

va devenir épais, ajoutez donc de l'eau pour le diluer dans une vinaigrette.

Retirer les choux de Bruxelles et le crumble de pois chiches du four. Versez une bonne quantité de vinaigrette sur les choux de Bruxelles et remuez-les dans la poêle.
Pour servir, répartir les choux de Bruxelles dans deux bols. Saupoudrer les miettes de pois chiches. Râper un peu de parmesan fraîchement râpé.

52. Salade de feta, chou frisé et poire

Ingrédients

- 1/4 tasse de pepitas
- 1/4 tasse de graines de sésame
- 1/2 tasse de graines de tournesol
- 1,5 cuillère à café d'huile d'olive extra-vierge
- 1/2 cuillère à café de sel casher, divisée
- 1/4 tasse de yaourt grec nature au lait entier
- 2 cuillères à soupe de tahini
- 1 cuillère à soupe d'eau
- 1,5 cuillère à café de vinaigre de cidre
- 1 cuillère à café de jus de citron
- 10 tasses de feuilles de chou frisé équeutées et déchirées (2 bottes)
- 1 poire mûre, tranchée finement
- 1/4 d'oignon rouge moyen, finement tranché
- 1 tasse de menthe fraîche, divisée
- 1/2 tasse de fromage feta émietté

Instructions

Préchauffer le four à 325 degrés F.

Répartir les pepitas, les graines de sésame et les graines de tournesol sur une plaque à pâtisserie à rebord. Cuire au four, en remuant une fois, jusqu'à ce qu'elles soient légèrement grillées, environ 10 minutes. Grattez immédiatement les graines dans un bol moyen et mélangez-les avec l'huile et 1/8 de cuillère à café de sel. Laisser refroidir à température ambiante, 10 à 15 minutes.

Pendant ce temps, fouetter le yaourt, le tahini, l'eau, le vinaigre, le jus de citron et le reste de la cuillère à café de sel dans un grand bol. Ajouter le chou frisé et masser avec la vinaigrette pour ramollir les feuilles. Ajouter la poire, l'oignon et 1/2 tasse de menthe et mélanger.

Servir la salade garnie de feta, de la 1/2 tasse de menthe restante et des graines.

53. Salade de roquette aux fraises et au balsamique

Ingrédients
- 5 onces de roquette
- 1/2 tasse de basilic frais haché
- 1 livre de fraises, tranchées finement
- 3/4 tasse d'oignon rouge finement haché
- 4 onces de fromage de chèvre ou de feta émietté, ou 1 avocat mûr, coupé en dés
- 1/2 tasse de graines de tournesol grillées et salées
- 1/2 tasse de radis coupé en deux et finement tranché

- 1 jalapeño moyen, tranché très finement
- 1/4 tasse d'huile d'olive extra-vierge
- 1,5 cuillère à soupe de vinaigre balsamique
- 1 cuillère à soupe de moutarde de Dijon
- 1/2 cuillère à soupe de sirop d'érable ou de miel
- 1 gousse d'ail, pressée ou émincée
- Une pincée de sel marin fin
- Poivre noir fraîchement moulu

Inscriptions

Sur un grand plat de service ou dans un grand bol de service, superposer les ingrédients comme indiqué.

Dans une tasse à mesurer liquide ou un petit bol, combiner tous les ingrédients et fouetter jusqu'à l'obtention d'un mélange homogène. Goûtez et ajoutez du sel ou du poivre si nécessaire. La vinaigrette doit être bien piquante, mais vous pouvez ajouter plus de sirop d'érable pour l'équilibrer si vous le souhaitez. Au moment de servir la salade, arrosez-la de vinaigrette et mélangez-la.

54.   Salade de thon, riz brun, sumac et haricots verts

Ingrédients

- Deux boîtes de 5 onces de thon germon, conditionné dans l'eau, égoutté et émietté
- 3 oignons verts, parés et tranchés finement
- 1 1/2 tasse de persil frais, grossièrement haché
- 1 1/2 tasse de riz brun cuit*, refroidi
- 1 gros poivron rouge, coupé en dés d'un demi-pouce

- Une boîte de 15 onces de haricots Great Northern ou cannellini, égouttés et rincés
- 1/2 concombre anglais, coupé en dés de ½ pouce
- 1/2 tasse d'olives Kalamata dénoyautées, coupées en trois
- 1/3 de tasse d'huile d'olive extra vierge
- Zeste d'un citron, divisé
- 2 cuillères à soupe de jus de citron (jus d'un demi-citron)
- 2 cuillères à café de moutarde de Dijon
- 1 cuillère à café de vinaigre blanc (ou vinaigre de votre choix)
- 1 cuillère à café de miel ou de sirop d'érable
- 1 grosse gousse d'ail, émincée
- Sel et poivre noir

Instructions

Pour préparer la vinaigrette, mettre l'huile, la moitié du zeste de citron, le jus de citron, la moutarde, le vinaigre, le miel, l'ail, le sel et le poivre, au goût, dans un petit pot Mason ou un récipient avec un couvercle hermétique. Fermer le couvercle et secouer jusqu'à ce que les ingrédients soient bien combinés. Goûter et rectifier l'assaisonnement en ajoutant du sel et du poivre, au goût.

Assembler la salade, verser la vinaigrette et mélanger. Assaisonner avec le reste du zeste de citron.

55. Salade hachée au basilic et à la mozzarella

Ingrédients

- 1/4 tasse de vinaigre balsamique blanc
- 1/4 tasse d'huile d'olive extra-vierge
- 1/4 cuillère à café de sel
- 1/4 de cuillère à café de poivre moulu
- 2 grosses carottes, coupées en dés
- 1 gros poivron jaune, coupé en dés
- 2 tasses de chou frisé haché
- 1 1/4 tasse de chou rouge haché
- 1 tasse de tomates raisin coupées en quatre
- 1 tasse de perles de mozzarella
- 1/2 tasse de basilic frais finement tranché
- 2 échalotes, tranchées

Instructions

Fouetter le vinaigre, l'huile, le sel et le poivre dans un grand bol. Ajouter les carottes, le poivron, le chou frisé, le chou, les tomates, la mozzarella, le basilic et les échalotes. Mélanger pour bien enrober.

56. Salade hachée avec poulet et vinaigrette à l'avocat et au babeurre

Ingrédients

- 1 tasse de babeurre
- 1/2 avocat mûr
- 3 cuillères à soupe d'herbes fraîches hachées, telles que l'estragon, la menthe et/ou le persil
- 1 cuillère à soupe de vinaigre de riz

- 3/4 de cuillère à café de sel
- 1/2 cuillère à café de poivre moulu
- 4 tasses de chou frisé haché
- 2 tasses de chou rouge râpé
- 2 tasses de fleurons de brocoli, finement hachés
- 2 tasses de poulet cuit râpé
- 1 tasse de carottes râpées
- 1/2 tasse d'oignon rouge finement haché
- 1/2 tasse d'amandes tranchées grillées
- 1/3 tasse de cerises ou de canneberges séchées

Instructions

Mélanger le babeurre, l'avocat, les herbes, le vinaigre, le sel et le poivre dans un mélangeur ; mélanger jusqu'à l'obtention d'une texture lisse.

Dans un grand bol, mélanger le chou frisé, le chou, le brocoli, le poulet, les carottes, l'oignon, les amandes et les cerises (ou les canneberges). Ajouter la vinaigrette et mélanger à nouveau.

57. Salade méditerranéenne de quinoa

Ingrédients

- 1,5 tasse de quinoa sec
- 1/2 cuillère à café de sel casher
- 1/2 tasse d'huile d'olive extra vierge
- 1 cuillère à soupe de vinaigre balsamique
- 2 gousses d'ail pressées

- 1/2 cuillère à café de basilic sec, émincé
- 1/2 cuillère à café de thym séché, écrasé entre les doigts
- Sel et poivre noir fraîchement moulu
- 3 tasses de roquette
- 1 boîte de 15 onces de haricots garbanzo, égouttés
- 1 petit pot de poivrons rouges grillés, égouttés et hachés
- 1/4 tasse d'olives Kalamata, dénoyautées et grossièrement hachées
- 1/4 tasse de fromage feta émietté

Instructions

Cuire le quinoa selon les instructions de l'emballage en ajoutant 1/2 cuillère à café de sel à l'eau. Laisser refroidir complètement.

Mélanger l'huile d'olive, le vinaigre balsamique, l'ail pressé, le basilic et le thym. Fouetter jusqu'à ce que le tout soit bien mélangé. Assaisonner de sel casher et de poivre noir fraîchement moulu et réserver.

Dans un grand bol de service, ajouter le quinoa, la roquette, les haricots garbanzo, les poivrons rouges grillés, les olives Kalamata et le fromage feta. Arroser de vinaigrette et garnir de basilic. Assaisonner au goût.

58. Salade Mojito aux myrtilles et à la pastèque

Ingrédients

- 1 cuillère à soupe de rhum
- Zeste d'un citron vert
- 1 cuillère à soupe de jus de citron vert
- 1/8 cuillère à café de sel
- 1/4 de cuillère à café de piment d'Espelette (facultatif)
- 6 tasses de pastèque coupée en cubes
- 1 tasse de myrtilles
- 1/4 tasse de menthe hachée
- Quartiers de citron

Instructions

Mélanger le rhum, le zeste de lime, le jus de lime, le sel et le piment d'Espelette (si utilisé) dans un grand bol. Ajouter la pastèque, les myrtilles et la menthe ; mélanger pour enrober. Laisser reposer pendant au moins 10 minutes (ou couvrir et réfrigérer jusqu'à 2 heures). Remuer avant de servir.

59. Salade d'épinards aux champignons shiitake rôtis

Ingrédients

- 2 à 3 tasses de feuilles d'épinards
- 3,5 onces de champignons shiitake
- 4 radis rouges
- 4 navets à salade japonais
- 1/2 tasse de tomates cerises

- 2 cuillères à soupe d'huile d'olive
- 3 cuillères à soupe de vinaigre balsamique

Instructions

Placer les feuilles d'épinards dans une essoreuse à salade pour les nettoyer. Les feuilles d'épinards non emballées peuvent être très sales, ce qui peut nécessiter 3 cycles de nettoyage dans l'essoreuse à salade.

Couper les tiges sales des champignons shiitake et les nettoyer avec une serviette en papier humide, si nécessaire. Les couper en tranches transversales aussi fines que possible. Les placer sur une plaque à pâtisserie recouverte de papier sulfurisé. Arroser de 2 cuillères à soupe d'huile d'olive et saupoudrer d'une cuillère à café ou plus de sel de mer.

Faire rôtir à 375°F pendant environ 20 minutes ou jusqu'à ce qu'ils soient croustillants.

Pendant la cuisson, couper les radis et les navets en allumettes. Nettoyer les tomates et les couper en deux. Dresser l'assiette d'épinards et la garnir de radis, de navets, de tomates et de champignons rôtis.

Terminer par du poivre fraîchement moulu et un filet d'huile d'olive et de vinaigre balsamique, selon le goût.

Soupe

60. Casserole de pois chiches et de potiron rôti

Ingrédients

- 1 tasse de pois chiches secs
- 1 cuillère à soupe d'huile d'olive
- 2 oignons rouges moyens, coupés en quartiers
- 600 g de citrouille butternut, coupée en morceaux
- 1 gousse d'ail écrasée
- 4 branches de thym citron frais
- 1 1/2 tasse de bouillon de légumes Massel
- 200 g de tomates cerises
- 100 g de jeunes épinards
- 4 tranches de pain mixte à faible teneur en IG, pour servir
- Quartiers de citron, pour servir

Instructions

Placer les pois chiches dans un bol. Couvrir d'eau froide. Laisser reposer toute une nuit dans un endroit frais. Égoutter et rincer à l'eau froide.

Préchauffer le four à 180°C/160°C (chaleur tournante). Placer les pois chiches dans une casserole et les couvrir d'eau froide. Porter à ébullition à feu vif. Réduire le feu à moyen. Laisser mijoter à couvert pendant 30 minutes ou jusqu'à ce qu'ils soient tendres. Égoutter. Mettre de côté.

Chauffer l'huile dans une grande cocotte à fond épais et à l'épreuve de la flamme, à feu moyen-vif. Ajouter l'oignon et le potiron. Cuire en remuant pendant 10 minutes ou jusqu'à ce qu'ils soient tendres. Ajouter l'ail et le thym. Mélanger. Ajouter les pois chiches, le bouillon et les tomates. Porter à ébullition. Mettre au four. Faire rôtir pendant 30 minutes ou jusqu'à ce que le potiron et les pois chiches soient tendres. Retirer du four. Incorporer les épinards. Servir avec du pain et des quartiers de citron.

61.   Pho de bœuf à la citronnelle, au gingembre et à l'ail de Cheat's

Ingrédients

- 4 tiges de citronnelle, écrasées, parties blanches uniquement, finement hachées
- 1 noix de gingembre de 5 cm, pelée et hachée
- 1 grosse gousse d'ail, grossièrement hachée
- 1 piment rouge, épépiné et grossièrement haché
- 1 oignon rouge, grossièrement haché
- 350 g de filet d'œil, tranché très finement
- 500 ml de bouillon de bœuf
- 700 ml de bouillon de maître
- 3 tasses de nouilles de riz fraîches
- Botte de légumes verts chinois (bok choy ou Kai lan, etc.)
- 2 tasses de germes de soja, bien lavés
- 1/2 piment rouge, coupé en tranches
- 1/2 tasse de feuilles de basilic thaï, grossièrement déchirées

- 1/2 tasse de feuilles de menthe vietnamienne, grossièrement déchirées

Instructions

Ajoutez la citronnelle, le gingembre, l'ail, le piment et l'oignon rouge dans un mixeur et mixez le tout. Vous souhaitez conserver une certaine texture, mais elle doit être suffisamment lisse pour que vous ne vous étouffiez pas avec les fibres ligneuses de la citronnelle.

Ajouter la moitié de la pâte de citronnelle dans un bol avec le steak et mélanger pour enrober, en massant un peu le mélange de citronnelle dans les tranches de bœuf. Laisser reposer pendant 20 minutes.

Pendant ce temps, ajouter le reste de la pâte de citronnelle dans une casserole avec les bouillons et porter à ébullition. Réduire le feu et laisser mijoter pendant 20 minutes. Filtrer dans une casserole propre si vous aimez un bouillon clair ou laisser tel quel et ajouter les nouilles pour les réchauffer jusqu'à ce qu'elles soient tendres. Porter à nouveau à ébullition et verser à la louche dans des bols de service. Garnir avec les tranches de bœuf et les légumes verts chinois, les germes de soja, le piment et les herbes et servir.

62. Poulet au citron rôti et soupe au yaourt chaud au Boulghour

Ingrédients

- 1 grand blanc de poulet avec os, avec la peau (ou un blanc de poulet désossé et sans peau)
- 1/2 cuillère à soupe d'huile d'olive
- 1 cuillère à café de menthe séchée
- 1/2 citron, coupé en fines rondelles (garder la moitié restante pour la garniture)
- 2 cuillères à soupe d'huile d'olive
- 300 g de gros Boulghour, rincé
- Zeste de 1 citron
- Bouillon de poulet pour couvrir (environ 2 tasses)
- 1/2 tasse de persil plat, finement haché
- 1 tasse de riz basmati cuit
- 1 gousse d'ail, écrasée
- 1 cuillère à soupe d'huile d'olive
- 1 cuillère à café de sauce chili/sauce piquante
- 1 tasse de bouillon de poulet
- 4 tasses de yaourt à la grecque
- 1 œuf
- 1 cuillère à soupe de maïzena
- 1 cuillère à café de menthe séchée
- Fines lanières de zeste de citron, pour servir

Instructions

Préchauffer le four à 180°C et tapisser une plaque à rôtir de papier sulfurisé.

Placer le blanc de poulet sur la plaque, l'enduire d'huile d'olive et de menthe, et le recouvrir de quelques tranches de citron. Faire rôtir pendant 15 à 20 minutes ou jusqu'à ce que le poulet soit cuit (insérer une brochette dans la partie la plus épaisse de la poitrine et vérifier que le liquide s'écoule clairement ; si vous utilisez une poitrine de poulet normale, réduire le temps de cuisson de cinq minutes et vérifier régulièrement). À l'aide de quelques fourchettes, déchiqueter la viande, la peau et le citron dans un bol. Réservez pendant que vous préparez la soupe.

Verser le bouillon dans une petite casserole et porter à ébullition. Pendant ce temps, ajoutez deux cuillères à soupe d'huile d'olive dans une poêle à feu moyen. Ajouter le Boulghour et le zeste de citron dans la poêle et faire cuire, en remuant régulièrement, jusqu'à ce que le Boulghour commence à colorer et à dégager un arôme de noisette.

Versez à la louche le bouillon chaud sur le Boulghour (vous voulez juste couvrir les grains) et faites cuire pendant cinq à dix minutes ou jusqu'à ce que les grains soient tendres et que le liquide ait été absorbé (vous devrez peut-être ajouter plus de bouillon en fonction de la rapidité avec laquelle le bouillon s'évapore). Ajouter le Boulghour au bol de poulet râpé, puis le riz cuit, l'ail et le persil. Assaisonner généreusement et mélanger.

Pour préparer l'huile pimentée, mélanger la sauce piquante et l'huile d'olive dans un petit bol et réserver.

Ajouter le bouillon et le yaourt dans une grande casserole à feu doux. Augmenter le feu très lentement afin que le yaourt ne se sépare pas et ne caille pas. Cuire, en remuant régulièrement, pendant cinq minutes ou jusqu'à ce que la soupe soit chaude. Ajouter l'œuf et tamiser la maïzena, en remuant continuellement jusqu'à ce qu'elle soit complètement incorporée. Lorsque la soupe a légèrement épaissi, elle est prête. Incorporer la menthe séchée et assaisonner de sel et de poivre.

Pour servir, répartir le mélange de poulet et de Boulghour dans des bols. Versez délicatement le mélange de soupe et ajoutez un peu d'huile de piment à la cuillère. Ajoutez les lanières de zeste de citron et servez immédiatement.

63. Soupe au poulet, au piment et aux nouilles Hokkien

Ingrédients

- 1/2 botte (environ 200g) de bok choy
- 450 g de nouilles Hokkien précuites
- 6 tasses de bouillon de poulet chinois riche (voir le lien de la recette ci-dessous)
- 3 cuillères à soupe de sauce soja légère
- 1 cuillère à soupe de gingembre, coupé en allumettes
- 1 cuillerée à café de sucre blanc
- 400 g de filet de cuisse de poulet fermier, coupé en tranches de 1 cm dans le sens de la largeur
- 1 cuillère à café d'huile de sésame
- 1/2 tasse d'oignons de printemps, coupés en allumettes
- 2 gros piments rouges, finement coupés en diagonale

Instructions

Retirer le cœur des bok choy, les couper en quatre dans le sens de la largeur, puis les laver soigneusement et les égoutter.

Placer les nouilles dans une passoire et bien les rincer à l'eau chaude, puis les égoutter.

Porter le bouillon à ébullition dans une grande casserole à fond épais. Ajouter la sauce soja, le gingembre et le sucre et mélanger. Réduire le feu, ajouter les nouilles égouttées et laisser mijoter doucement pendant 30 secondes.

Ajouter le bok choy et le poulet et laisser mijoter pendant deux minutes supplémentaires ou jusqu'à ce que le poulet soit bien cuit. Incorporer l'huile de sésame, puis retirer la casserole de la cuisinière. Verser la soupe dans de grands bols. Placer la ciboule et le piment dans un bol séparé et servir avec la soupe.

64. Soupe à l'ail, aux patates douces et aux pois chiches

Ingrédients

- 2 cuillères à soupe d'huile d'olive
- 1 gros oignon brun, grossièrement haché
- 2 gousses d'ail écrasées
- 1 cuillerée à café de coriandre moulue
- 2 cuillères à café de cumin moulu

- 1/4 de cuillère à café de piment en poudre
- 600 g de patates douces orange, pelées et coupées en dés
- 500 g de carottes, épluchées et coupées en tranches
- 6 tasses de bouillon de poulet Massel
- 300 g de pois chiches Coles, égouttés et rincés
- 1/2 petit citron, avec son jus
- Croûtons de pain turc (voir note), pour servir

Instructions

Faire chauffer l'huile dans une grande casserole à feu moyen-vif. Ajouter l'oignon et l'ail. Cuire, en remuant souvent, pendant 3 minutes. Incorporer la coriandre, le cumin et le piment en poudre. Cuire en remuant pendant 1 minute. Ajouter la patate douce et la carotte. Cuire en remuant souvent pendant 5 minutes. Ajouter le bouillon. Couvrir. Porter à ébullition. Réduire le feu à moyen-doux et laisser mijoter, en remuant de temps en temps, pendant 20 minutes.

Ajouter les pois chiches à la soupe et laisser mijoter, à couvert, pendant 10 minutes ou jusqu'à ce que les pois chiches soient tendres.

Passer la soupe au mixeur, par lots, jusqu'à ce qu'elle soit lisse. Remettre dans la casserole à feu moyen-doux. Assaisonner de sel et de poivre. Incorporer 1 cuillère à soupe de jus de citron. Chauffer, en remuant, jusqu'à ce que la soupe soit chaude (ne pas faire bouillir). Verser à la louche dans des bols. Garnir de croûtons. Saupoudrer de poivre. Servir.

65.   Soupe au poulet et aux nouilles

Ingrédients

- 1/2 cuillère à soupe de beurre
- 2 côtes de céleri, coupées en dés
- 3-4 grosses carottes en dés
- 1 gousse d'ail, émincée
- 10 tasses de bouillon de poulet
- 1 cuillère à café de sel, au goût
- 1/2 cuillère à café de poivre noir fraîchement moulu, au goût
- 1/8 cuillère à café de romarin séché, ou plus, au goût
- 1/8 cuillère à café de sauge séchée
- 1/8 cuillère à café de flocons de piment rouge écrasés
- 1 lot de nouilles aux œufs maison*, ou 5 tasses de nouilles aux œufs sèches, de farfalle ou d'autres pâtes de la taille d'une bouchée
- 3 tasses de poulet rôti*
- 1 cuillère à café de granulés de bouillon de poulet

Instructions

Ajouter le beurre, le céleri et les carottes en dés dans une grande marmite à feu moyen-vif. Faire sauter pendant 3 minutes. Ajouter l'ail et cuire encore 30 secondes.

Ajouter le bouillon de poulet et assaisonner le bouillon avec du romarin, de la sauge, du poivre rouge concassé, du sel (goûter absolument le bouillon avant d'ajouter du sel) et du poivre. Goûter et ajouter une cuillerée de cubes ou de granulés de bouillon de poulet. Porter le bouillon à ébullition. Ajouter les nouilles (nouilles aux œufs maison non cuites ou pâtes sèches du commerce) et faire cuire jusqu'à ce que les nouilles soient al dente.

Si vous utilisez des nouilles du commerce, veillez à ne pas trop les cuire ! Retirez la casserole du feu dès qu'elles sont à peine tendres. Les nouilles continueront à cuire une fois que vous aurez retiré la casserole du feu, et vous ne voulez pas qu'elles soient pâteuses.

Ajoutez la viande de poulet de la rôtisserie. Goûter à nouveau le bouillon et ajouter des assaisonnements si nécessaire.

66. Soupe aux trois tomates

Ingrédients

- 4 cuillères à soupe de beurre non salé
- 1/2 gros oignon, coupé en gros quartiers
- 1 boîte de 28 onces de tomates, nous préférons utiliser des tomates entières pelées ou concassées
- 1 ½ tasse d'eau, de bouillon de légumes à faible teneur en sodium ou de bouillon de poulet
- 1/2 cuillère à café de sel marin fin, ou plus selon le goût
- Faire fondre le beurre à feu moyen dans un faitout ou une grande casserole.

Instructions

Ajouter les quartiers d'oignon, l'eau, la boîte de tomates avec leur jus et 1/2 cuillère à café de sel. Porter à ébullition. Cuire à découvert pendant environ 40 minutes. Remuer de temps en temps et ajouter du sel si nécessaire.

Mixer la soupe, puis l'assaisonner. La soupe n'a pas besoin d'être ultra-lisse, un peu de texture est une bonne chose. Un mixeur à immersion permet de réaliser cette opération rapidement, mais vous pouvez également utiliser un mixeur. Si vous utilisez un mixeur ordinaire, il est préférable de mixer par lots et de ne pas remplir le mixeur autant que vous le feriez habituellement, car la soupe est très chaude.

67. Soupe brune aux champignons et aux épinards avec croûtons de pommes de terre

Ingrédients

- 2 grandes pommes de terre tout usage, pelées et coupées en cubes de 1 cm de côté
- 2 cuillères à soupe d'huile d'olive ½ tasse de beurre
- 500 g de champignons bruns suisses, coupés en tranches
- 1 oignon brun, finement haché
- 2 gousses d'ail, finement hachées
- 1 cuillère à soupe de farine ordinaire
- 1 cuillère à café de Vegemite (facultatif)
- 1 cuillère à soupe de concentré de tomates
- 2 litres de bouillon de légumes non salé ou d'eau
- 1 cuillère à café de vinaigre de vin blanc

- 3 tasses de jeunes épinards

Instructions

Faire chauffer le four à 190°C.

Placez les morceaux de pommes de terre dans une grande casserole et couvrez-les d'eau froide. Portez à ébullition et faites cuire pendant 15 minutes. Égoutter et remettre les pommes de terre dans la casserole à feu doux pendant une minute supplémentaire pour éliminer l'humidité supplémentaire. Ajouter l'huile d'olive aux pommes de terre et remuer délicatement pour les enrober, puis les transférer sur une plaque de cuisson et les assaisonner de sel.

Faire rôtir les pommes de terre au four pendant 45 minutes à une heure, en les retournant de temps en temps, jusqu'à ce que les croûtons de pommes de terre soient dorés et croustillants.

Dans la même casserole que celle utilisée précédemment, faire chauffer un peu de beurre et faire revenir les champignons, l'oignon et en lots jusqu'à ce qu'ils soient bien dorés, puis les retirer. Ajouter le reste du beurre dans la poêle, puis la farine. Cuire pendant 2 minutes en remuant pour former un roux épais, puis ajouter le Vegemite et le concentré de tomates et cuire pendant une minute supplémentaire. Ajouter le bouillon de légumes ou l'eau petit à petit, en remuant pour éviter la formation de grumeaux, puis ajouter le mélange de champignons, d'ail et d'oignon.

Laisser mijoter pendant 15 minutes, puis mixer légèrement à l'aide d'un mixeur plongeant pour obtenir une soupe très grossière et épaisse. Incorporer le vinaigre de vin blanc et les feuilles d'épinards à la soupe chaude et servir avec les croûtons et un filet d'huile d'olive.

68.   Soupe de courgettes et de haricots cannellini

Ingrédients

- 1 cuillère à soupe d'huile d'olive
- 1 poireau moyen, uniquement les parties blanches et vertes, en tranches
- 1 carotte moyenne, coupée en dés
- 2-3 branches de céleri, coupées en dés
- 4 gousses d'ail, finement hachées
- 1/4 cuillère à café de flocons de piment rouge
- 1 boîte de 400 g de haricots rouges
- 450 g de courgettes, coupées en morceaux de ½ pouce
- 1,25 litre (5 tasses) de bouillon de légumes
- Le jus d'un demi-citron
- 8-10 feuilles de basilic frais
- Sel et ail fraîchement haché au goût

Instructions

Faire chauffer l'huile d'olive dans une grande marmite ou un faitout et faire revenir le poireau, la carotte et le céleri pendant 4-5 minutes à feu moyen, jusqu'à ce qu'ils soient ramollis.

Ajouter l'ail et les flocons de piment rouge et poursuivre la cuisson pendant une minute.

Incorporer les haricots, les courgettes et le bouillon de légumes et porter le mélange à ébullition. Réduire le feu et laisser mijoter pendant 15 à 20 minutes.

Incorporer le jus de citron et les feuilles de basilic, assaisonner et servir immédiatement.

69. Soupe de pommes de terre rôties

Ingrédients

- 6 pommes de terre, épluchées et coupées en morceaux de 1 pouce
- 2 cuillères à soupe d'huile d'olive, divisées
- 1/2 cuillère à café de poivre noir moulu
- 1 oignon, haché
- 6 gousses d'ail, pelées
- 3 tasses de bouillon de poulet
- 1 tasse d'eau
- 1 tasse de lait entier

Instructions

Préchauffer le four à 425 degrés F (220 degrés C).

Placer les pommes de terre dans une rôtissoire peu profonde et les arroser d'une cuillère à soupe d'huile d'olive. Saupoudrer de poivre ; remuer pour enrober les pommes de terre. Cuire au four pendant 25 minutes, ou jusqu'à ce que les pommes de terre soient dorées. Réserver 1 tasse de pommes de terre rôties.

Dans une casserole de 3 pintes, chauffer le reste de l'huile ; faire sauter les oignons pendant 5 minutes. Ajouter les pommes de terre et l'ail et incorporer le bouillon et l'eau. Porter à ébullition, réduire le feu et laisser mijoter à découvert pendant 20 minutes.

Verser la moitié du mélange de bouillon dans un mixeur ; mixer jusqu'à obtention d'une consistance presque lisse. Répéter l'opération avec le reste du mélange ; remettre le tout dans la casserole. Incorporer le lait et saler au goût. Verser à la louche dans des bols et garnir des pommes de terre rôties réservées.

70.   Soupe de poulet miso

Ingrédients

- 1½ livre de cuisses de poulet désossées et sans peau
- Sel et poivre
- 2 cuillères à soupe d'huile végétale
- 2 gousses d'ail émincées
- 2 cuillères à soupe de gingembre râpé
- 1 cuillère à soupe de mirin ou de sherry
- 1 cuillère à soupe de sucre
- 1 cuillère à soupe de tamari ou de sauce soja légère
- 8 onces de soba (nouilles de sarrasin)
- 8 onces de pois mange-tout ou de pois mange-tout, parés

- 8 tasses d'eau
- 2 poireaux moyens, partie blanche et vert tendre, coupés en dés, environ 2 tasses
- 1/4 tasse de miso blanc, ou plus au goût
- 5 onces de jeunes épinards, environ 4 tasses
- Quelques feuilles de basilic ou de shiso, coupées en julienne

Instructions

Saler et poivrer les cuisses de poulet de tous les côtés. Mettre de l'huile dans une marmite à fond épais sur feu moyennement élevé. Ajouter les cuisses et les faire cuire pendant 3 à 4 minutes, en réduisant le feu pour éviter que la viande ne brunisse. Retourner et cuire l'autre côté pendant environ 2 minutes.

Ajouter l'ail et le gingembre et laisser grésiller sans faire brunir. Ajouter le mirin, le sucre, le tamari et 8 tasses d'eau, puis porter le mélange à ébullition. Baisser le feu et laisser mijoter doucement pendant 20 minutes. Éteindre le feu. Retirer les cuisses et les couper en morceaux de ½ pouce, puis remettre la viande dans la casserole. Goûter le bouillon et ajuster le sel si nécessaire.

Dans une autre casserole, faire cuire les nouilles de sarrasin selon les directives de l'emballage, en prenant soin de ne pas trop les faire cuire. Égoutter les nouilles et les rafraîchir à l'eau fraîche, puis les laisser à température ambiante.

Porter à ébullition une petite casserole d'eau salée. Ajouter les pois mange-tout et les poireaux et laisser mijoter 1 minute, puis égoutter et rafraîchir à l'eau. Laisser à température ambiante.

Pour servir, réchauffer le bouillon jusqu'à ébullition. Diluer le miso avec un peu de bouillon chaud et l'incorporer à la soupe à l'aide d'un fouet. Ajouter les épinards et les laisser flétrir légèrement, puis ajouter les poireaux et les pois mange-tout et les laisser se réchauffer pendant 1 minute. Répartir les nouilles dans 6 bols chauds et verser la soupe à l'aide d'une louche. Garnir chaque bol d'un peu de basilic.

71. Soupe minestrone

Ingrédients

- 4 cuillères à soupe d'huile d'olive extra-vierge, divisées
- 1 oignon jaune moyen, haché
- 2 carottes moyennes, pelées et coupées en morceaux
- 2 côtes de céleri de taille moyenne, hachées
- 1/4 tasse de concentré de tomates
- 2 tasses de légumes de saison hachés (pommes de terre, courges jaunes, courgettes, courges musquées, haricots verts ou petits pois)
- 4 gousses d'ail, pressées ou émincées
- 1/2 cuillère à café d'origan séché
- 1/2 cuillère à café de thym séché
- 1 grande boîte (28 onces) de tomates en dés, avec leur liquide (ou 2 petites boîtes de 15 onces)
- 4 tasses (32 onces) de bouillon de légumes
- 2 tasses d'eau
- 1 cuillère à café de sel marin fin

- 2 feuilles de laurier
- Une pincée de flocons de piment rouge
- Poivre noir fraîchement moulu
- 1 tasse de pâtes à grains entiers (orecchiette, coude ou petites coquilles)
- 1 boîte (15 onces) de haricots, rincés et égouttés, ou 1 ½ tasse de haricots cuits
- 2 tasses de jeunes épinards, de chou frisé haché ou de feuilles de chou vert hachées
- 2 cuillères à café de jus de citron
- Parmesan fraîchement râpé, pour décorer (facultatif)

Instructions

Faire chauffer 3 cuillères à soupe d'huile d'olive dans un grand faitout ou une marmite à feu moyen. Une fois que l'huile brille, ajouter l'oignon, la carotte, le céleri, le concentré de tomates et une pincée de sel. Faire cuire, en remuant souvent, jusqu'à ce que les légumes aient ramolli et que les oignons deviennent translucides, environ 7 à 10 minutes.

Ajouter les légumes de saison, l'ail, l'origan et le thym. Cuire jusqu'à ce qu'ils soient parfumés tout en remuant fréquemment, environ 2 minutes. Verser les tomates en dés et leur jus, le bouillon et l'eau. Ajouter le sel, les feuilles de laurier et les flocons de piment rouge. Assaisonner généreusement avec du poivre noir fraîchement moulu.

Augmenter le feu à moyen-vif et porter le mélange à ébullition, puis couvrir partiellement la casserole avec le couvercle, en laissant un espace d'environ 1 pouce pour permettre à la vapeur de s'échapper. Réduire le feu si nécessaire pour maintenir un léger frémissement.

Laisser cuire pendant 15 minutes, puis retirer le couvercle et ajouter les pâtes, les haricots et les légumes verts. Poursuivre la cuisson à découvert pendant 20 minutes ou jusqu'à ce que les pâtes soient cuites al dente et que les légumes verts soient tendres.

Retirer la casserole du feu et enlever les feuilles de laurier. Incorporer le jus de citron et la cuillère à soupe d'huile d'olive restante. Goûtez et assaisonnez avec plus de sel (j'ajoute généralement environ ¼ cuillère à café) et de poivre jusqu'à ce que les saveurs s'expriment vraiment. Garnir les bols de soupe avec du parmesan râpé, si vous le souhaitez.

Plats

72. Artichauts de Jérusalem avec champignons portobello cuits au four

Ingrédients

- 300 g de topinambours
- 100 ml de crème double
- 470 g de haricots beurre cuits 2 boîtes de 400 g de haricots beurre égouttés
- Sel et poivre blanc
- 2 cuillères à soupe d'huile d'olive
- 3 échalotes
- 2 branches de thym
- 75 ml de whisky
- 200 ml de bouillon
- 4 champignons portobello
- Noisette de beurre
- 4 gousses d'ail grossièrement hachées

Instructions

Préchauffer le four et faire bouillir les topinambours dans de l'eau salée pendant 30 à 40 minutes jusqu'à ce qu'ils se défassent.
Émincez finement les échalotes et faites-les revenir avec les brins de thym dans l'huile d'olive à feu moyen jusqu'à ce qu'elles soient ramollies mais non colorées. Cela devrait prendre environ 5 minutes.

Versez le whisky et laissez-le s'évaporer. Lorsqu'il reste quelques cuillères à soupe de liquide, versez le bouillon et laissez-le réduire jusqu'à ce qu'il reste 3 à 4 cuillères à soupe de liquide.

Pendant ce temps, enveloppez chaque champignon dans du papier d'aluminium avec une noix de beurre, un peu de sel et de poivre. Placez-les sur une plaque de cuisson au four pendant 20 minutes.

Ajouter l'ail haché sur la plaque 10 minutes avant la fin de la cuisson. Une fois les topinambours prêts, les mixer avec de la crème, du sel et du poivre blanc.

Incorporer les haricots beurre et faire chauffer doucement pendant 5 à 10 minutes pour réchauffer les haricots.

Pour servir, placer les haricots beurre dans la purée de topinambours au centre d'une assiette. Recouvrir de champignons et verser la sauce au whisky et l'ail rôti.

73. Bolognaise végétalienne aux lentilles, champignons et noix

Ingrédients

- 2 cuillères à soupe d'huile d'olive
- 1 oignon brun, finement haché
- 2 branches de céleri, finement hachées
- 2 carottes râpées
- 3 gousses d'ail, finement hachées
- 200 g de champignons de Paris ou Portobello, finement hachés
- 1 bouteille de 700 ml de passata de tomates

- 1 boîte de 400 g de lentilles brunes
- 1 tasse ou 250ml de bouillon de légumes
- 1/2 tasse de noix, finement hachées
- 1/2 cuillère à soupe d'origan séché
- 1/2 cuillère à café de thym séché
- Feuilles d'une branche de romarin, finement hachées
- 1,5 - 2 cuillères à soupe de vinaigre balsamique
- 1 cuillère à soupe de sauce soja
- Sel et poivre, au goût
- Spaghettis cuits
- Feuilles de basilic frais

Instructions

Faire chauffer l'huile dans une grande casserole à fond épais sur feu moyen. Ajouter les oignons, le céleri et les carottes et faire cuire pendant 10 minutes, en remuant de temps en temps, jusqu'à ce qu'ils soient ramollis. Ajouter l'ail et cuire pendant environ 1 minute jusqu'à ce qu'il soit parfumé.

Ajouter le bouillon de légumes, la passata, les champignons, les noix, les lentilles, l'origan, le thym, le romarin, le vinaigre, la sauce soja, une cuillère à café de sel et quelques tours de poivrière. Remuez bien le tout, couvrez avec un couvercle et portez à ébullition.

Réduisez le feu à doux et laissez mijoter pendant 1 ¼ - ½ heure, en remuant de temps en temps et en ajoutant un peu d'eau jusqu'à ce que la sauce ait épaissi à votre goût. Laissez le couvercle ouvert pendant la dernière demi-heure de cuisson. Assaisonnez de sel et de poivre.

74. Bols bulgogi aux pleurotes

Ingrédients

- 1/2 lb de pleurotes
- 1 cuillère à soupe d'huile d'olive Utilisée uniquement pour la cuisson à la poêle
- 1/2 petite pomme ou poire
- 1/2 cuillère à soupe de gingembre fraîchement râpé
- 1 gousse d'ail
- 1 cuillère à soupe de sucre de coco, peut être remplacée par un autre sucre au choix
- 2 cuillères à soupe de tamari ou de sauce soja
- 1 cuillère à soupe de vinaigre de vin de riz
- 1/2 cuillère à soupe d'huile de sésame
- 1/2 cuillère à soupe de sri racha
- 1,5 tasse de carottes râpées, environ 1 moyenne
- 1/2 concombre anglais tranché finement
- 1 serrano ou jalapeno, finement tranché
- 1/2 tasse de vinaigre blanc
- 1/2 tasse d'eau
- 1 cuillère à soupe de sucre de coco
- 1/2 cuillère à café de sel
- 3 tasses de riz cuit à grains courts (environ 1 tasse de riz sec) ou le grain de votre choix
- Mayo épicée végétalienne
- Oignons verts émincés

Instructions

Ajouter tous les ingrédients de la marinade dans un mixeur (petite pomme ou poire, gingembre râpé, gousse d'ail, sucre de coco, sauce soja ou soupe de tamari, soupe de vinaigre de vin, huile de sésame, sri racha) et mélanger jusqu'à obtention d'un mélange homogène.

Couper la tige dure à la base des pleurotes. Utilisez vos mains pour déchirer délicatement les champignons en lanières. Placer les champignons préparés dans un bol ou un récipient et verser la marinade dessus. Mélanger pour couvrir tous les champignons. Cuire immédiatement ou laisser reposer jusqu'à 20 minutes (éviter de laisser mariner trop longtemps car les champignons agissent comme une éponge et auront plus de mal à devenir croustillants).

Régler le four à 425°F. Placer les champignons marinés sur une plaque à pâtisserie recouverte de papier sulfurisé ou d'un tapis en silicone, en une seule couche, en évitant qu'ils ne se chevauchent. Cuire au four pendant 8 à 12 minutes, jusqu'à ce que le dessous commence à être croustillant. Retourner les champignons et poursuivre la cuisson pendant 10 à 12 minutes.

Dans deux bols de service, répartir le riz cuit, les légumes marinés (égouttés) et le bulgogi de pleurotes, arrosés de mayo végétalienne épicée* et d'oignons verts tranchés.

75. Bouillon de champignon

Ingrédients

- 2 oignons jaunes de taille moyenne
- 2 cuillères à soupe d'huile d'olive extra-vierge
- Tiges d'une livre de champignons shiitake

- 8 onces de champignons cremini, coupés en deux
- 10 tasses d'eau
- 1 bulbe d'ail, coupé en deux horizontalement
- Un morceau de gingembre frais d'un pouce, coupé en deux
- 1/2 once de champignons shiitake séchés
- 3 cuillères à soupe de tamari
- 1 cuillère à café de poivre noir
- Un morceau de kombu de 3 pouces

Instructions

Laver et sécher les oignons, puis enlever les peaux et les mettre de côté. Émincer les oignons.
Faire chauffer l'huile d'olive dans une grande marmite à feu moyen. Ajouter les oignons, les tiges de shiitake et les champignons cremini et faire cuire, en remuant de temps en temps, pendant 10 minutes ou jusqu'à ce que les oignons soient tendres et dorés.

Ajouter l'eau, les pelures d'oignon, le bulbe d'ail, le gingembre, les champignons séchés, le tamari et les grains de poivre. Porter à ébullition à feu vif, réduire le feu à doux et ajouter le kombu. Couvrir et laisser mijoter pendant 1 heure. Filtrer et assaisonner selon le goût.

76. Champignons enoki

Ingrédients

- 7 oz. Champignons Enoki
- 1 cuillère à soupe d'huile de coco

- 1 cuillère à soupe de sauce teriyaki
- 1 cuillère à soupe de sauce soja
- 1 cuillère à café de graines de sésame noir
- 1 cuillère à soupe de ciboulette émincée

Instructions

Couper 1 pouce de la base des champignons. Rincer délicatement les champignons et les éponger. Séparer les Enoki en 6 bottes environ. Faire chauffer l'huile dans une poêle en fonte à feu moyen. Ajouter les champignons et les retourner fréquemment, en les faisant cuire pendant environ 2 à 3 minutes.

Ajouter la sauce teriyaki et la sauce soja et poursuivre la cuisson pendant 30 secondes à feu doux. Ajouter d'autres sauces selon les goûts. Servez ces champignons Enoki savoureux sur du riz à sushi, ajoutez-les aux rouleaux de sushi aux légumes ou utilisez-les pour garnir les steaks de tofu. Garnir de graines de sésame et de ciboulette.

77. Nouilles de brocoli avec pois mange-tout et vinaigrette japonaise

Ingrédients

- 3 ou 4 tiges de brocoli épaisses, environ 150 g
- 1 carotte pelée
- 1 piment rouge
- 2 oignons nouveaux, parés
- 100 g de pois mange-tout, équeutés
- 200 g de nouilles soba séchées

- 1 à 2 cuillères à soupe d'huile végétale ou d'huile de coco
- 1 gousse d'ail, finement râpée
- 1 petite noix de gingembre, finement râpée
- 2 cuillères à soupe de soja ou de tamari
- 2 cuillères à soupe de mirin (vin de riz japonais)
- 1 cuillère à soupe de sauce chili
- 2 cuillères à café d'huile de sésame
- Sel de mer et poivre noir
- 1 cuillère à soupe de jus de citron vert ou de citron
- 1 cuillère à soupe de graines de sésame
- 1 citron vert ou citron, coupé en quartiers

Instructions

Tailler les tiges de brocoli en coupant les feuilles qui dépassent (les conserver et les inclure), puis peler la couche extérieure ligneuse.

À l'aide d'un épluche-légumes, râper les tiges de brocoli et la carotte dans le sens de la longueur, ou les émincer finement. Couper chaque tranche dans le sens de la longueur en longues bandes ressemblant à des nouilles. Couper le piment, les oignons de printemps et les pois mange-tout en longues allumettes.

Cuire les nouilles soba dans de l'eau frémissante pendant trois minutes, les égoutter et les réserver. Dans une poêle, faire chauffer l'huile, l'ail et le gingembre et les faire revenir pendant 30 secondes. Ajouter le brocoli, la carotte, le piment, les pois mange-tout et les éventuelles feuilles de brocoli, en mélangeant bien à feu vif.

Ajouter le soja, le mirin, la sauce chili et l'huile de sésame, en mélangeant bien. Ajouter les nouilles, les oignons de printemps, le sel marin, le poivre et le jus de citron vert ; mélanger pour bien réchauffer. Parsemer de graines de sésame et servir avec des quartiers de citron ou de lime.

78. Pâtes aux légumes verts primavera

Ingrédients

- 12 onces de fèves dans leurs gousses
- 12 onces de pois anglais dans leurs cosses
- Sel
- 8 onces (225g) d'asperges, extrémités ligneuses enlevées, tiges coupées en biais
- 6 onces (170g) de pois mange-tout, fils enlevés, coupés en biais en tranches
- 8 onces (170g) de brocolis, extrémités ligneuses enlevées, coupées en biais
- 4 cuillères à soupe (50g) de beurre non salé
- 2 cuillères à soupe (30ml) d'huile d'olive extra-vierge
- 2 gousses d'ail entières, légèrement écrasées
- 3 onces (90g) de pignons de pin
- 450 g de pâtes fraîches aux œufs
- 6 onces (170ml) de crème fraîche
- 2 cuillères à café (5g) de zeste finement râpé
- 1 cuillère à café (5ml) de jus frais d'un citron
- 1/2 once de feuilles de basilic frais hachées
- 1/2 once de feuilles de persil frais hachées
- Parmigiano-Reggiano fraîchement râpé, au goût

- Poivre noir fraîchement moulu

Instructions

Si vous utilisez des fèves et des pois dans leurs cosses, écalez les fèves et les pois des cosses, en gardant les fèves et les pois séparés. Jeter les gousses. Porter à ébullition une grande casserole d'eau salée et préparer un bain de glace. En travaillant avec un légume à la fois, blanchir les favas, les petits pois, les asperges, les pois mange-tout et les brocolis dans l'eau bouillante pendant 1 minute chacun, les transférer dans le bain de glace pour les refroidir, puis les transférer sur un plateau tapissé d'essuie-tout et les éponger. Retirer et jeter la peau de chaque fève. Mettre les légumes de côté. Vider la marmite, la remplir à nouveau d'eau fraîche, saler généreusement et porter à nouveau à ébullition.

Pendant ce temps, dans un saucier de 3 à 4 pintes ou une poêle de 12 pouces, faire chauffer le beurre, l'huile d'olive, l'ail et les pignons de pin à feu doux jusqu'à ce qu'ils grésillent doucement. Cuire, en remuant constamment la casserole, jusqu'à ce que les pignons commencent à brunir et que l'arôme de l'ail soit très fort. Ne pas laisser le beurre brunir ; le retirer du feu de temps en temps s'il commence à grésiller trop rapidement. Jeter les gousses d'ail. Ajouter les légumes blanchis à la poêle et mélanger. Retirer du feu.

Lorsque l'eau bout, ajouter les pâtes et les faire cuire jusqu'à ce qu'elles soient presque al dente, soit environ 1 minute au total pour la plupart des pâtes fraîches (voir note). Égoutter les pâtes, en réservant 1 tasse de liquide de cuisson. Transférer les pâtes dans la poêle avec les légumes et ajouter la crème fraîche, le zeste de citron, le jus de citron, le basilic et le persil. Faire cuire à feu vif, en remuant et en mélangeant constamment et en ajustant la consistance si nécessaire avec quelques gouttes d'eau de cuisson des pâtes, jusqu'à ce que le liquide réduise et devienne une sauce crémeuse. La sauce doit enrober les pâtes et laisser une traînée crémeuse au fond de la casserole lorsqu'on y fait glisser une cuillère en bois.

Hors du feu, incorporer une généreuse tranche de Parmigiano-Reggiano frais et assaisonner de sel et de poivre. Servir immédiatement, en arrosant d'huile d'olive et en saupoudrant de poivre noir fraîchement moulu et de Parmigiano-Reggiano râpé à table.

79.   Pho aux champignons

Ingrédients

- 3 anis étoilés
- 1 bâton de cannelle
- 2 cuillères à café de graines de coriandre
- 1 cuillère à soupe d'huile végétale
- 1 gros oignon, pelé et coupé en quatre
- 1 morceau de gingembre (3 à 4 pouces), pelé et coupé en quatre
- 6 tasses de bouillon de bœuf à faible teneur en sodium
- 2 à 4 cuillères à soupe de sauce de poisson, plus ou moins selon le goût
- 4 onces de champignons (tels que hêtres, shiitake, cremini), coupés en quatre ou en deux selon leur taille
- 8 onces de nouilles aux œufs

- 12 onces d'aloyau de bœuf, tranché finement
- 3 échalotes, tranchées finement en biais
- 2 piments jalapeño, tranchés finement
- 1/2 tasse d'herbes fraîches, comme la coriandre, la menthe et/ou le basilic
- 1 tasse de germes de soja frais
- Sauce piquante, telle que sambal ou sri racha
- Quartiers de citron vert, pour la garniture

Instructions

Envelopper les graines d'anis étoilé, de cannelle et de coriandre dans une étamine. Fixer avec de la ficelle de cuisine.

Faire chauffer l'huile dans une grande marmite à feu vif. Lorsqu'elle est fumante, ajouter l'oignon et le gingembre et faire cuire 5 minutes jusqu'à ce qu'ils soient bien carbonisés. À l'aide de pinces métalliques, retourner l'oignon et le gingembre et poursuivre la cuisson pendant 5 minutes. Ajouter le bouillon, le sachet d'épices et la sauce de poisson. Porter à ébullition, couvrir, réduire le feu et laisser mijoter 30 minutes, le temps que les épices infusent dans le bouillon.

Pendant ce temps, préparer les nouilles. Porter une casserole d'eau salée à ébullition. Y déposer les pâtes et les faire cuire jusqu'à ce qu'elles soient al dente. Égoutter et mettre de côté.

Congeler la viande pendant 10 à 15 minutes pour qu'elle soit plus facile à trancher. Couper la viande en fines tranches dans le sens de la largeur.

Lorsque le bouillon est prêt, le filtrer et jeter les solides. Remettre le bouillon sur le feu, ajouter les champignons et laisser mijoter jusqu'à ce que les champignons soient tendres, environ 10 minutes. Laisser mijoter à feu doux (le bouillon doit être chaud pour cuire la viande). Goûter le bouillon et ajouter de la sauce de poisson si nécessaire.

Répartir les nouilles dans des bols de service. Disposer le bœuf en une seule couche afin que les tranches cuisent uniformément dans le bouillon. Verser à la louche le bouillon chaud, ainsi que quelques champignons, sur le bœuf. Continuer à verser le bouillon chaud jusqu'au sommet de chaque bol.

Servir avec les échalotes, le jalapeño, les herbes, les germes de soja, la sauce piquante et les quartiers de citron vert, en permettant à chacun de garnir son bol à sa guise.

80. Polenta crémeuse aux champignons rôtis et aux pos chiches

Ingrédients

- 3 tasses d'eau
- 1/2 cuillère à café de sel
- 1 tasse de polenta (semoule de maïs grossièrement moulue)
- 1 cuillère à soupe de beurre végétalien
- 2 cuillères à soupe de levure nutritionnelle (facultatif)
- 1 1/2 livres de champignons sauvages, hachés
- 14 onces de pois chiches, égouttés
- 3 gousses d'ail écrasées

- 4 branches de thym, sans la tige
- 1/4 tasse d'huile d'olive extra vierge
- Petite botte d'épinards ou de chou frisé, nettoyée et débarrassée de ses tiges
- Sel et poivre au goût

Instructions

Préchauffer le four à 350° F.

Dans une casserole de taille moyenne, chauffer 3 tasses d'eau et le sel jusqu'à ébullition. Ajouter le gruau de maïs en fouettant pour éviter qu'il ne s'agglutine. Laisser mijoter pendant environ 30 minutes, en ajoutant de l'eau si nécessaire pour que le mélange reste crémeux. Une fois la cuisson terminée, incorporer le beurre végétalien et la levure nutritionnelle. Ajoutez du sel si vous le souhaitez.

Pendant la cuisson de la polenta, mélanger les champignons, les pois chiches, l'ail, le thym et l'huile dans un grand bol et les étaler sur une plaque à pâtisserie recouverte de papier sulfurisé.

Faire rôtir pendant 25 à 30 minutes. Remuer à mi-cuisson pour que les champignons et les pois chiches croustillent tout autour. Incorporer les légumes verts au cours des 5 dernières minutes jusqu'à ce qu'ils se flétrissent. Saler et poivrer au goût.

Répartir la polenta dans des bols et recouvrir du mélange de champignons et de pois chiches.

81. Ragoût de champignons

Ingrédients

- 1,5 kg de champignons bruns, tels que shiitake, cremini ou portobello
- 1 kg de champignons sauvages, comme les chanterelles, les trompettes royales ou les pleurotes
- 4 cuillères à soupe d'huile d'olive extra-vierge
- 1 gros oignon, coupé en dés
- Sel et poivre
- 1 cuillère à café de thym haché
- 1 cuillère à café de sauge ou de romarin haché
- Une pincée de flocons de piment rouge ou de poivre de Cayenne moulu
- 1 cuillère à soupe de concentré de tomates
- 3 petites tomates mûres, pelées, épépinées et coupées en morceaux
- 1 cuillère à soupe de farine tout usage
- 2 tasses de bouillon de champignons, chauffé, ou utiliser du bouillon de poulet ou de légumes, plus si nécessaire
- 1 cuillère à soupe de beurre non salé
- 3 gousses d'ail émincées
- 3 cuillères à soupe de persil haché
- Polenta ou pâtes, pour servir (facultatif)

Instructions

Nettoyer les champignons, en séparant les couleurs, et couper les tiges coriaces (conserver les tiges pour le bouillon). (Conserver les tiges pour le bouillon.) Couper les champignons en tranches d'environ ⅛ pouce d'épaisseur.

Dans une grande poêle, chauffer 2 cuillères à soupe d'huile d'olive à feu moyen-vif. Ajouter l'oignon, saler et poivrer, et cuire, en remuant, jusqu'à ce que l'oignon ait ramolli et bruni, environ 10 minutes. Retirer de la poêle et réserver.

Ajouter 1 cuillère à soupe d'huile supplémentaire et augmenter le feu. Ajouter les champignons bruns, assaisonner légèrement et faire sauter jusqu'à ce qu'ils soient bien colorés, environ 3 minutes. Baisser le feu à moyen. Ajouter le thym, la sauge, le poivre rouge et le concentré de tomates. Ajouter les tomates, bien mélanger et cuire pendant 1 minute. Assaisonner à nouveau avec du sel et du poivre. Saupoudrer d'une cuillère à soupe de farine, remuer pour l'incorporer et cuire pendant 1 minute supplémentaire. Incorporer les oignons réservés.

Ajouter 1 tasse de bouillon de champignons et remuer jusqu'à épaississement, environ 1 minute. Ajouter graduellement une autre tasse de bouillon et cuire pendant 2 minutes. La sauce doit avoir la consistance d'une sauce ; diluer avec plus de bouillon si nécessaire. Rectifier l'assaisonnement. (On peut préparer la sauce plusieurs heures à l'avance et la réchauffer.)

Juste avant de servir, mettre le beurre et 1 cuillère à soupe d'huile d'olive dans une grande poêle à feu moyen-vif. Lorsque le beurre commence à brunir, ajouter les chanterelles, saler et poivrer, et faire sauter pendant environ 2 minutes, jusqu'à ce qu'elles soient bien cuites et commencent à brunir. Ajouter l'ail et le persil, remuer pour les enrober et poursuivre la cuisson pendant 1 minute. Ajouter les chanterelles au mélange de champignons bruns et transférer dans un bol de service chaud. Accompagner de polenta ou de pâtes si vous le souhaitez.

82. Recette d'asperges sautées à l'ail

Ingrédients

3 cuillères à soupe de beurre ou de margarine
1 botte d'asperges fraîches
3 gousses d'ail hachées

Instructions

Faire fondre le beurre ou la margarine dans une grande poêle à feu moyen-vif. Ajouter les asperges et l'ail ; couvrir et cuire jusqu'à ce que les asperges soient tendres, 5 à 10 minutes.

Si vous aimez les asperges bien cuites, réduisez le feu et laissez cuire 10 minutes supplémentaires.

83. Légumes verts au curcuma

Ingrédients

- 1 cuillère à soupe d'huile végétale
- 1 gousse d'ail
- 1 botte d'oignons nouveaux
- 1 cuillère à café de gingembre frais, râpé
- 1 cuillère à café de curcuma frais, râpé
- 1 bouquet de choy sum
- Sel

- 1 pincée de poivre noir
- 1 cuillerée à café de piment rouge, en tranches
- Citron vert, pressé

Instructions

Dans une poêle chaude, faire revenir l'ail, les oignons, le gingembre et le curcuma dans l'huile. Ajouter les légumes verts et les faire revenir pendant une minute. Ajouter un filet d'eau pour faire cuire à la vapeur.

Assaisonner le tout avec du sel, du poivre, du piment et du jus de citron vert avant de servir. Servir avec ce curry de bœuf rendang et du riz.

84. Penne à l'aubergine, au basilic et à la mozzarella fraîche

Ingrédients

- 12 onces de penne ou autres pâtes courtes
- 3 cuillères à soupe d'huile d'olive
- 1 aubergine moyenne
- Sel Kasher et poivre
- 2 c. de sauce Marinara de base ou votre sauce Marinara en pot préférée
- 4 onces de bocconcini (petites boules de mozzarella fraîche)
- 1/2 c. de basilic frais

Instructions

Cuire les pâtes selon les instructions de l'emballage. Égouttez les pâtes et remettez-les dans la casserole.

Pendant ce temps, faites chauffer l'huile dans une grande poêle antiadhésive à feu moyen. Ajoutez l'aubergine, assaisonnez avec 1/4 de cuillère à café de sel et de poivre, et faites cuire, en remuant de temps en temps, jusqu'à ce qu'elle soit dorée et tendre, 12 à 15 minutes.

Ajoutez la sauce marinara et laissez mijoter jusqu'à ce qu'elle soit bien chaude, environ 3 minutes. Retirez du feu et incorporez les bocconcini et le basilic. Mélangez la sauce avec les pâtes.

85. Rouleaux de saucisses à l'orge perlé et aux champignons

Ingrédients

- 25g (1 oz) d'orge perlé
- 1 oignon brun moyen
- Un grand verre d'huile légère
- 150g (5 oz) de champignons mélangés
- Sel de mer et poivre noir fraîchement moulus
- 3-4 branches de thym frais
- 1 rouleau de pâte feuilletée de 320 g
- 1 gros œuf, légèrement battu (ou un lait de noix de votre choix)

Instructions

Faites cuire l'orge dans une casserole d'eau bouillante à feu vif pendant 35 minutes. Égoutter sous l'eau courante froide et mettre de côté pour égoutter. Pendant ce temps, éplucher et émincer l'oignon en demi-lunes très fines. Chauffer un généreux filet d'huile dans une grande poêle à frire à feu moyen à doux et faire cuire les oignons pendant 25 minutes environ jusqu'à ce qu'ils soient caramélisés.

Couper les champignons en morceaux d'environ 1/2 cm. Retirer les oignons de la poêle et les réserver avant d'ajouter les champignons, une bonne dose de sel et de poivre et les feuilles des branches de thym. Augmentez le feu et faites cuire pendant 5-6 minutes jusqu'à ce que les champignons soient tendres, qu'ils aient perdu toute leur eau et qu'ils commencent à se caraméliser.

Incorporer l'orge cuit et les oignons au mélange de champignons et assaisonner selon le goût. Laissez le mélange refroidir complètement - vous devriez vraiment le faire dans le réfrigérateur - plus le mélange est chaud, plus la pâte sera difficile à manipuler lorsque vous assemblerez vos petits pains ! Préchauffez le four à 200 degrés (390 fahrenheits).

Divisez la pâte en quatre en la plaçant de façon à ce que son point le plus large soit dans le sens de la longueur et en la divisant au milieu dans le sens de la longueur et dans le sens de la largeur. Déposez des "saucisses" de garniture dans la moitié inférieure de chaque morceau. Badigeonnez la pâte exposée de blanc d'œuf ou de lait de noix et repliez le bord le plus large de la pâte pour envelopper la garniture, en roulant délicatement les rouleaux de manière à ce que la couture se trouve en bas. Transférez les rouleaux sur une plaque à pâtisserie recouverte de papier sulfurisé et badigeonnez-les avec le reste du blanc d'œuf ou un peu plus de lait de noix.

Faites cuire les rouleaux de saucisses pendant 25 minutes jusqu'à ce que la pâte devienne croustillante et dorée. Laissez-les refroidir pendant 5 minutes sur la plaque avant de les servir tièdes.

86. Sandwich végétalien au shiitake

Ingrédients

- 2 tasses de sauce barbecue du commerce
- 22 onces de champignons shiitake
- 22 onces de petits champignons porto Bello
- 1 cuillère à soupe d'huile d'olive
- 1 gros oignon blanc ou jaune, coupé en petits dés
- Sel et poivre, au goût
- 4 petits pains hamburger
- Roquette
- Tranches de tomates
- Cornichons en tranches

Instructions

Couper les champignons en fines tranches. Faire chauffer l'huile dans une grande poêle à feu moyen. Lorsque l'huile est chaude, ajouter les champignons et les oignons et remuer fréquemment jusqu'à ce que les champignons perdent leur eau et que les oignons deviennent translucides et tendres, soit environ 5 à 7 minutes. Selon la taille de la poêle, vous devrez peut-être faire cuire les champignons et les oignons en deux fois.

Augmentez le feu à moyen-vif et ajoutez du sel et du poivre selon votre goût. Faites cuire jusqu'à ce que les oignons caramélisent et que les bords des champignons commencent à être croustillants, soit environ 5 minutes.

Lorsque les champignons et les oignons ont fini de cuire, ajoutez la sauce barbecue dans la poêle et remuez jusqu'à ce que les champignons soient complètement enrobés de sauce. Portez le mélange à ébullition à feu moyen, puis réduisez le feu à un faible mijotage. Laissez cuire pendant 15 minutes, en remuant fréquemment, jusqu'à ce que la sauce soit épaisse et collante.

Servez les champignons sur les petits pains et garnissez-les de roquette, de tomates et de cornichons tranchés.

87. Spaghetti aux courgettes et aux épinards

Ingrédients
- 1 livre de spaghettis ou votre forme de pâtes préférée
- Sel fin
- 2 courgettes moyennes (environ 1 livre), râpées grossièrement
- 1 2/3 tasse d'épinards frais
- 1/2 tasse (2 onces) de parmesan râpé, plus un peu pour servir
- 1/3 tasse de noix brutes grossièrement hachées

- Environ 1/3 de tasse d'huile d'olive, ou plus si nécessaire
- 1 grosse gousse d'ail
- 1/4 de tasse de feuilles de basilic frais bien tassées, plus pour le service
- 1/4 de tasse de feuilles de coriandre fraîche bien tassées, plus pour le service
- Le jus d'un citron vert
- Poivre noir fraîchement moulu
- Feuilles de persil pour décorer (facultatif)

Instructions

Remplir une grande casserole d'eau, la placer sur feu vif et la porter à ébullition. Saler légèrement, ajouter les pâtes et les faire cuire selon les instructions figurant sur l'emballage, en remuant de temps en temps, jusqu'à ce que les pâtes soient al dente, avec juste un peu de mordant.

Pendant la cuisson des pâtes, mettre les courgettes, les épinards, le fromage, les noix, l'huile d'olive, l'ail, le basilic, la coriandre et le jus de citron vert dans un robot culinaire (voir note) et mélanger jusqu'à l'obtention d'une sauce lisse. Si la sauce semble trop sèche, ajouter de l'huile d'olive, une cuillère à soupe à la fois. Goûter et assaisonner de sel et de poivre, si nécessaire.

Une fois les pâtes cuites, les égoutter et les mettre dans un grand bol. Verser la sauce dessus et, à l'aide de pinces ou de deux grandes fourchettes, mélanger pour bien les enrober. Saupoudrer de coriandre fraîche et de feuilles de persil, si vous le souhaitez. Servir en famille, avec du parmesan sur le côté.

88. Tacos au portobello rôti

Ingrédients

- 3 grandes capsules de portobello, équeutées
- 1 cuillère à soupe d'huile d'olive
- Sel et poivre
- 1 lot de salsa de maïs
- 1 paquet de 10 petites tortillas à la farine Old El Paso
- 1 gros avocat mûr, pelé, dénoyauté et coupé en tranches
- 1/2 tasse de feuilles de coriandre fraîche hachées
- 1/2 tasse de fromage cotija émietté
- 1 ½ tasse de maïs à grains entiers
- 1/3 tasse d'oignon rouge finement coupé en dés
- 1/4 tasse de feuilles de coriandre fraîche hachées
- 1/2 cuillère à café de cumin moulu
- 1/2 cuillère à café de sel
- 1 jalapeno, épépiné et coupé en petits dés
- Jus d'un citron vert (environ 2 cuillères à soupe)

Instructions

Chauffer le four à 400°F et tapisser une grande plaque à pâtisserie de papier sulfurisé.

Trancher les chapeaux des champignons portobello en longues et fines lamelles. Les placer dans un bol moyen avec l'huile d'olive et mélanger délicatement jusqu'à ce que les champignons soient uniformément enrobés d'huile. Disposer les lamelles de champignons en une couche régulière sur la plaque de cuisson préparée, et les saupoudrer uniformément de quelques pincées généreuses de sel et de poivre. Cuire au four pendant 12 minutes, jusqu'à ce que les champignons soient bien cuits et tendres.

Rincer le bol à mélanger, puis y préparer la salsa de maïs comme indiqué ci-dessous. Mettre de côté.

Si vous souhaitez faire griller vos tortillas, faites chauffer une grande poêle à frire à feu moyen-vif. Placez ensuite une seule tortilla à plat dans la poêle et laissez-la cuire pendant 10 à 20 secondes de chaque côté, ou jusqu'à ce que la tortilla commence à brunir et à faire des bulles. Transférez immédiatement la tortilla dans une assiette séparée et répétez l'opération avec les tortillas restantes.

Pour assembler les tacos, placer 2 à 3 tranches de champignons au centre d'une tortilla, suivies de 1 à 2 tranches d'avocat, d'une grande cuillerée de salsa de maïs, puis parsemer de coriandre fraîche et de fromage. Servir immédiatement.

Mélanger le maïs, les dés d'oignon rouge, les feuilles de coriandres, le café de cumin moulu, le sel, le jalapeno et le jus de citron vert pour faire la salsa de maïs

89. Tapenade de champignons

Ingrédients

- 1/2 cuillère à soupe d'huile d'olive
- 200 g de champignons hachés grossièrement
- 2 gousses d'ail écrasées
- 40 g d'olives noires ou Kalamata
- 1/3 cuillère à soupe de câpres
- 1 cuillère à café de vinaigre de vin rouge
- 1 cuillère à soupe de persil frais (facultatif)

Instructions

Faire chauffer l'huile d'olive dans une poêle à feu vif et ajouter les champignons hachés. Faites frire les champignons pendant 3-4 minutes jusqu'à ce qu'ils soient légèrement dorés, en remuant une ou deux fois. Baissez le feu à moyen et ajoutez l'ail écrasé et faites cuire pendant une minute.

Éteignez le feu et mettez le mélange de champignons dans une assiette ou un mixeur. Plongez les olives dans la poêle à frire pendant 30 secondes. Mettre les champignons et les olives dans un mixeur avec les câpres, le vinaigre de vin rouge et le persil.

Pulser pour obtenir la consistance de tapenade souhaitée. Dégustez directement ou conservez-la dans un récipient couvert au réfrigérateur.

Boisson

90. Jus de betterave, carotte, gingembre et pomme

Ingrédients

- 2 pommes Granny Smith
- 8 carottes
- 1 pouce de racine de gingembre frais
- 1 grosse betterave

Instructions

Laver les légumes et les passer à la centrifugeuse

91. Jus de choux frisés, tomates et céleri

Ingrédients

- 3 tomates prunes de taille moyenne
- 1 tasse de feuilles de persil plat non tassées
- 2 branches de céleri de taille moyenne
- 3 feuilles de chou frisé de taille moyenne avec les tiges
- 1/2 gros citron juteux, sans la peau ni le noyau
- 1 cuillère à soupe de graines de chia, facultatif

Instructions

Réduisez en jus, dans l'ordre, les tomates et le persil (ensemble), le céleri, le chou frisé et le citron, en suivant les réglages spécifiques de votre presse-agrume. Incorporer les graines de chia si vous les utilisez et laisser tremper pendant 5 minutes. Servez le jus immédiatement sur des glaçons, si vous le souhaitez.

92. Jus de fraise et kiwi

Ingrédients

- 4 tasses de fraises coupées en deux
- 1 tasse de kiwis pelés en quartiers (environ 2 kiwis)
- 1 tasse d'eau
- 2 cuillères à soupe de jus de citron vert frais (environ 2 citrons verts)
- 3 cuillères à soupe de miel
- Glace (facultatif)

Instructions

Placer tous les ingrédients dans un mixeur ; mixer jusqu'à obtenir un mélange homogène. Passer le mélange au tamis dans un pichet ; jeter les solides. Couvrir et réfrigérer 30 minutes ou jusqu'à ce que le mélange soit bien froid. Servir sur des glaçons, si désiré.

93. Jus de fraise et mangue

Ingrédients

- 2 tasses de fraises coupées en tranches
- 1/2 tasse de mangue en dés
- 1/4 tasse de miel

- 1 tasse de jus de mangue et d'orange (ou de jus d'orange ordinaire)
- 1 litre de Sprite ou de Club Soda

Instructions

Mettre les fraises, la mangue, le miel et le jus d'orange dans un mixeur et mélanger jusqu'à obtention d'un mélange homogène. Placer dans un récipient hermétique et réfrigérer jusqu'au moment de servir.

Remplir les verres de glace et verser environ ⅓ de tasse du mélange fraises-mangue sur la glace. Compléter avec du Sprite ou du club soda et mélanger.

94. Jus de graines de citrouille

Ingrédients

1 tasse de graines de citrouille crues
3 tasses d'eau filtrée
1 cuillère à café d'extrait de vanille
1/4 de cuillère à café de sel rose de l'Himalaya
3 cuillères à soupe de nectar d'agave (facultatif, peut être remplacé par du miel ou du sirop d'érable)

Instructions

Mettre tous les ingrédients dans un mixeur et mixer pendant 1 minute. Verser dans un récipient et laisser refroidir au réfrigérateur.

95. Jus d'orange, pamplemousse et autres agrumes

Ingrédients

- 3 pamplemousses frais
- 4 oranges fraîches

Instructions

Enlever les pelures des oranges et des pamplemousses à l'aide d'un couteau ou à la main. Ensuite, ajoutez les pamplemousses et les oranges dans le mixeur et mixez jusqu'à obtention d'un mélange homogène. Si vous avez du mal à mixer, ajoutez ½ tasse d'eau filtrée (le jus aura une saveur moins intense).

96. Jus de pastèque menthe

Ingrédients

- 5-6 tasses de pastèque sans pépins coupée en cubes
- Le jus de 2 citrons verts
- Une poignée de feuilles de menthe

Instructions

Mettre le tout dans un mixeur et mélanger jusqu'à obtention d'un mélange homogène. Si désiré, passer le jus dans un tamis à mailles fines et dans un grand bol. Presser jusqu'à ce qu'il ne reste que le jus dans le bol et la pulpe dans le tamis. Verser dans des bocaux et conserver au réfrigérateur jusqu'à cinq jours.

97. Jus de pomme verte, carotte et orange

Ingrédients

- 1 pomme
- 1 orange navel pelée
- 1 carotte
- Un morceau de gingembre d'un demi-pouce
- Glaçons facultatifs

Instructions

Lavez tous vos produits et coupez la pomme et l'orange en tranches. Faites le jus de tous vos fruits et légumes. Servir à température ambiante ou sur des glaçons.

98. Jus de pomme verte, laitue et chou frisé

Ingrédients

- 2 branches moyennes de céleri
- 4 feuilles de cœur de romaine ou 2 feuilles extérieures
- 2 feuilles de chou frisé
- 1 tasse d'épinards
- 1 pomme verte moyenne
- 1/2 concombre moyen
- 1/2 citron sans le zeste
- 1 tranche de gingembre de la taille d'un quartier

Instructions

Laver, introduire et presser les ingrédients dans le presse-agrume.

99. Jus de tomate

Ingrédients

- 3 livres de tomates de jardin très mûres, évidées et grossièrement hachées
- 1 1/4 tasse de céleri haché avec les feuilles
- 1/3 de tasse d'oignon haché
- 2 cuillères à soupe de sucre (ou selon le goût)
- 1 cuillère à café de sel
- Une pincée de poivre noir
- Quelques gouttes de sauce Tabasco, environ 6 à 8 gouttes

Instructions

Mettre tous les ingrédients dans une grande casserole non réactive (utiliser de l'acier inoxydable, pas de l'aluminium). Porter à ébullition et laisser cuire, à découvert, jusqu'à ce que le mélange soit complètement soupe, environ 25 minutes.

Passer le mélange au tamis à mailles fines, à la chinoise ou au moulin à légumes. Laisser refroidir complètement.

100. Shots detox au citron, gingembre et curcuma

Ingrédients

- Petite orange (ajouter 1 à 2 oranges supplémentaires pour plus de douceur / ajouter un autre citron pour moins de douceur !)
- 2 petits citrons (ajouter 1 à 2 citrons supplémentaires pour plus d'acidité / réduire de moitié et ajouter une autre orange pour moins d'acidité !)
- 1/4 de tasse de curcuma frais haché (pelage facultatif)
- 1/4 de tasse de gingembre frais haché (pelage facultatif)
- 1/8 de cuillère à café de poivre noir frais
- 1/4 de cuillère à café d'huile (extra vierge, facultatif / pour améliorer l'absorption du curcuma)

Instructions

Ajouter le curcuma et le gingembre dans un mixeur à grande vitesse ou un petit mixeur. Ajouter ensuite le jus de l'orange et du citron. Mixer ensuite à vitesse maximale pendant 30 secondes.

Plan alimentaire de 60 jours

Un plan alimentaire de 60 jours, pour quoi ?

Trouver des idées de repas lorsque l'on souhaite adopter une meilleure hygiène de vie n'a rien d'évident. Quand nous sommes à court d'idées, nous avons tendance à nous tourner vers les solutions de facilité comme les fastfoods ou les commandes de repas en ligne. Ce que notre santé et notre portefeuille n'apprécient pas forcément.

Grâce à ce plan alimentaire de 60 jours, nous vous aidons à planifier vos repas en avance. Vous économisez donc du temps, mais aussi de l'argent. Ce plan est composé des 100 recettes courtes, rapides et originales pour renforcer votre système immunitaire, vaincre l'inflammation dans le corps et éliminer les toxines. Vos papilles et votre corps vous en remercieront !

Pendant 60 jours, partez donc à la découverte des nouvelles saveurs de notre livre et bénéficiez en plus d'une santé de fer.

De quoi est composer ce plan alimentaire de 60 jours ?

Avant d'entamer le vif du sujet, je vais commencer par vous expliquer le principe de ce plan alimentaire de 60 jours.

Comme vous le savez, il s'agit d'un plan alimentaire de 60 jours pour vous aider à suivre un régime anti-inflammatoire efficace. Chaque jour, vous disposerez donc de menus variés et complets, du petit déjeuner au dîner. Ce qui vous aidera à respecter rigoureusement votre régime, tout en découvrant quotidiennement les recettes proposées dans ce livre. En 60 jours, vous aurez largement fait le tour de nos +100 délicieuses recettes.

Concrètement, ce plan se compose de :
- Un petit déjeuner
- Un déjeuner
- Une boisson
- Un snack
- Un dîner

Votre plan alimentaire de 60 jours

Jour 1
- Petit déjeuner : Smoothie épinards, beurre de cacahuètes et banane
- Déjeuner : Nouilles de brocoli avec pois mange-tout et vinaigrette japonaise
- Boisson : Jus de betterave, carotte, gingembre et pomme
- Snack : Coupes de pizza au fromage Keto
- Dîner : Soupe à l'ail, aux patates douces et aux pois chiches

Jour 2
- Petit déjeuner : Smoothie aux baies et au kéfir
- Déjeuner : Salade d'asperges fraîches et de tomates
- Boisson : Shots detox au citron, gingembre et curcuma
- Snack : Raviolis au potiron et au pesto

- Dîner : Salade d'épinards aux champignons shiitake rôtis

Jour 3
- Petit déjeuner : Smoothie abricot-fraise
- Déjeuner : Sandwich végétalien au shiitake
- Boisson : Jus de choux frisés, tomates et céleri
- Snack : Feuilles d'igname sautées
- Dîner : Recette d'asperges sautées à l'ail

Jour 4
- Petit déjeuner : Smoothie de chou-fleur aux baies et à la banane
- Déjeuner : Poulet au citron rôti et soupe au yaourt chaud au Boulghour
- Boisson : Jus de pomme verte, carotte et orange
- Snack : Croustillants à l'avocat avec assaisonnement
- Dîner : Pho aux champignons

Jour 5
- Petit déjeuner : Smoothie Mangue-Gingembre
- Déjeuner : Feel-Good Fruit Salad : Salade de fruits bienfaisante
- Boisson : Jus de pomme verte, laitue et chou frisé
- Snack : Brocoli à l'ail
- Dîner : Soupe de pommes de terre rôties

Jour 6
- Petit déjeuner : Smoothie vert à l'ananas
- Déjeuner : Ragoût de champignons

- Boisson : Jus de fraise et mangue
- Snack : Granola maison aux canneberges et à l'orange
- Dîner : Casserole de pois chiches et de potiron rôti

Jour 7
- Petit déjeuner : Smoothie aux baies et au kéfir
- Déjeuner : Nouilles de brocoli avec pois mange-tout et vinaigrette japonaise
- Boisson : Jus de pomme verte, laitue et chou frisé
- Snack : Brocoli à l'ail
- Dîner : Spaghetti aux courgettes et aux épinards

Jour 8
- Petit déjeuner : Smoothie aux baies et au lin
- Déjeuner : Polenta crémeuse aux champignons rôtis et aux pos chiches
- Boisson : Shots detox au citron, gingembre et curcuma
- Snack : Coupes de pizza au fromage Keto
- Dîner : Salade de chou à l'asiatique

Jour 9
- Petit déjeuner : Smoothie vert Piña Colada
- Déjeuner : Penne à l'aubergine, au basilic et à la mozzarella fraîche
- Boisson : Jus de tomate
- Snack : Tostadas au chou-fleur et aux nachos
- Dîner : Soupe minestrone

Jour 10
- Petit déjeuner : Smoothie à la tarte citrouille
- Déjeuner : Salade Mojito aux myrtilles et à la pastèque

- Boisson : Jus de pastèque menthe
- Snack : Noix de Saint-Jacques Teriyaki enveloppées de bacon
- Dîner : Bouillon de champignon

Jour 11
- Petit déjeuner : Smoothie au thé vert
- Déjeuner : Casserole de pois chiches et de potiron rôti
- Boisson : Jus d'orange, pamplemousse et autres agrumes
- Snack : Granola maison aux canneberges et à l'orange
- Dîner : Soupe brune aux champignons et aux épinards avec croûtons de pommes de terre

Jour 12
- Petit déjeuner : Smoothie vraiment vert
- Déjeuner : Pâtes aux légumes verts primavera
- Boisson : Jus de pomme verte, carotte et orange
- Snack : Raviolis au potiron et au pesto
- Dîner : Salade d'épinards, de petits pois et de brocoli

Jour 13
- Petit déjeuner : Smoothie fraise-chocolat
- Déjeuner : Tapenade de champignons
- Boisson : Shots detox au citron, gingembre et curcuma
- Snack : Croustillants à l'avocat avec assaisonnement
- Dîner : Soupe au poulet et aux nouilles

Jour 14
- Petit déjeuner : Smoothie de chou-fleur aux baies et à la banane

- Déjeuner : Salade d'épinards aux champignons shiitake rôtis
- Boisson : Jus de pastèque menthe
- Snack : Coupes de pizza au fromage Keto
- Dîner : Soupe de poulet miso

Jour 15
- Petit déjeuner : Smoothie aux agrumes et aux baies
- Déjeuner : Rouleaux de saucisses à l'orge perlé et aux champignons
- Boisson : Jus de pomme verte, laitue et chou frisé
- Snack : Haricots blancs et tomates chipotle épicées sur toast
- Dîner : Tacos au portobello rôti

Jour 16
- Petit déjeuner : Smoothie fraise-chocolat
- Déjeuner : Salade hachée au basilic et à la mozzarella
- Boisson : Jus de fraise et kiwi
- Snack : Tostadas au chou-fleur et aux nachos
- Dîner : Soupe de poulet miso

Jour 17
- Petit déjeuner : Smoothie vert à l'ananas
- Déjeuner : Salade de brocolis et de raisins
- Boisson : Shots detox au citron, gingembre et curcuma
- Snack : Rouleau d'été aux crevettes et à la mangue
- Dîner : Polenta crémeuse aux champignons rôtis et aux pos chiches

Jour 18
- Petit déjeuner : Smoothie vert Piña Colada
- Déjeuner : Rouleaux de saucisses à l'orge perlé et aux champignons
- Boisson : Jus de betterave, carotte, gingembre et pomme
- Snack : Chips de chou frisé
- Dîner : Salade d'automne avec épinards, courge musquée, pommes et cheddar

Jour 19
- Petit déjeuner : Smoothie anti-inflammatoire à la cerise et aux épinards
- Déjeuner : Tacos au portobello rôti
- Boisson : Jus de tomate
- Snack : Pistaches doublement grillées aromatisées au barbecue
- Dîner : Salade d'asperges fraîches et de tomates

Jour 20
- Petit déjeuner : Smoothie fraise-amande
- Déjeuner : Salade d'épinards et de fraises avec vinaigrette aux graines de pavot
- Boisson : Jus de betterave, carotte, gingembre et pomme
- Snack : Brocoli à l'ail
- Dîner : Sandwich végétalien au shiitake

Jour 21
- Petit déjeuner : Smoothie vert Piña Colada

- Déjeuner : Salade de thon, riz brun, sumac et haricots verts
- Boisson : Jus d'orange, pamplemousse et autres agrumes
- Snack : Feuilles d'igname sautées
- Dîner : Salade de roquette aux fraises et au balsamique

Jour 22
- Petit déjeuner : Smoothie épinards-avocats
- Déjeuner : Pho de bœuf à la citronnelle, au gingembre et à l'ail de Cheat's
- Boisson : Jus de fraise et mangue
- Snack : Cocktail de crevettes grillées au four
- Dîner : Pâtes aux légumes verts primavera

Jour 23
- Petit déjeuner : Smoothie épinards, beurre de cacahuètes et banane
- Déjeuner : Salade de chou à l'asiatique
- Boisson : Jus de betterave, carotte, gingembre et pomme
- Snack : Feuilles d'igname sautées
- Dîner : Soupe de courgettes et de haricots cannellini

Jour 24
- Petit déjeuner : Smoothie anti-inflammatoire à la cerise et aux épinards
- Déjeuner : Recette d'asperges sautées à l'ail
- Boisson : Jus de choux frisés, tomates et céleri

- Snack : Haricots blancs et tomates chipotle épicées sur toast
- Dîner : Soupe à l'ail, aux patates douces et aux pois chiches

Jour 25
- Petit déjeuner : Smoothie aux baies et au lin
- Déjeuner : Salade d'épinards aux champignons shiitake rôtis
- Boisson : Jus de fraise et mangue
- Snack : Saumon séché au citron et au poivre
- Dîner : Salade d'épinards aux fraises, avocat et noix

Jour 26
- Petit déjeuner : Smoothie au thé vert
- Déjeuner : Salade d'épinards avec patates douces rôties, haricots blancs et basilic
- Boisson : Jus de choux frisés, tomates et céleri
- Snack : Pistaches doublement grillées aromatisées au barbecue
- Dîner : Salade de thon, riz brun, sumac et haricots verts

Jour 27
- Petit déjeuner : Smoothie épinards-avocats
- Déjeuner : Polenta crémeuse aux champignons rôtis et aux pos chiches
- Boisson : Jus de pomme verte, laitue et chou frisé
- Snack : Noix de Saint-Jacques Teriyaki enveloppées de bacon

- Dîner : Salade d'épinards avec patates douces rôties, haricots blancs et basilic

Jour 28
- Petit déjeuner : Smoothie abricot-pêche
- Déjeuner : Belle salade d'été
- Boisson : Shots detox au citron, gingembre et curcuma
- Snack : Pistaches doublement grillées aromatisées au barbecue
- Dîner : Artichauts de Jérusalem avec champignons portobello cuits au four

Jour 29
- Petit déjeuner : Smoothie vert
- Déjeuner : Sandwich végétalien au shiitake
- Boisson : Jus de graines de citrouille
- Snack : Everything Bagel
- Dîner : Soupe au poulet, au piment et aux nouilles Hokkien

Jour 30
- Petit déjeuner : Smoothie aux agrumes et aux baies
- Déjeuner : Tacos au portobello rôti
- Boisson : Jus de pastèque menthe
- Snack : Œufs au diable au bacon fumé
- Dîner : Légumes verts au curcuma

Jour 31
- Petit déjeuner : Smoothie abricot-fraise
- Déjeuner : Bolognaise végétalienne aux lentilles, champignons et noix

- Boisson : Jus de tomate
- Snack : Chips végétariennes aromatisées au ranch
- Dîner : Soupe brune aux champignons et aux épinards avec croûtons de pommes de terre

Jour 32
- Petit déjeuner : Smoothie anti-inflammatoire à la cerise et aux épinards
- Déjeuner : Penne à l'aubergine, au basilic et à la mozzarella fraîche
- Boisson : Jus d'orange, pamplemousse et autres agrumes
- Snack : Tostadas au chou-fleur et aux nachos
- Dîner : Soupe de pommes de terre rôties

Jour 33
- Petit déjeuner : Smoothie aux agrumes et aux baies
- Déjeuner : Salade d'automne avec épinards, courge musquée, pommes et cheddar
- Boisson : Jus de graines de citrouille
- Snack : Cocktail de crevettes grillées au four
- Dîner : Salade d'épinards et de fraises avec vinaigrette aux graines de pavot

Jour 34
- Petit déjeuner : Smoothie vraiment vert
- Déjeuner : Recette d'asperges sautées à l'ail
- Boisson : Jus de fraise et mangue
- Snack : Chips végétariennes aromatisées au ranch
- Dîner : Salade de feta, chou frisé et poire

Jour 35
- Petit déjeuner : Smoothie fraise-amande
- Déjeuner : Salade de feta, chou frisé et poire
- Boisson : Jus de fraise et kiwi
- Snack : Everything Bagel
- Dîner : Soupe au poulet et aux nouilles

Jour 36
- Petit déjeuner : Smoothie abricot-fraise
- Déjeuner : Salade d'épinards aux fraises, avocat et noix
- Boisson : Jus de pomme verte, carotte et orange
- Snack : Chips végétariennes aromatisées au ranch
- Dîner : Soupe à l'ail, aux patates douces et aux pois chiches

Jour 37
- Petit déjeuner : Smoothie aux baies et au lin
- Déjeuner : Spaghetti aux courgettes et aux épinards
- Boisson : Jus de betterave, carotte, gingembre et pomme
- Snack : Œufs au diable au bacon fumé
- Dîner : Rouleaux de saucisses à l'orge perlé et aux champignons

Jour 38
- Petit déjeuner : Smoothie épinards-avocats
- Déjeuner : Salade de roquette aux fraises et au balsamique
- Boisson : Jus de fraise et mangue
- Snack : Chips de chou frisé

- Dîner : Pho de bœuf à la citronnelle, au gingembre et à l'ail de Cheat's

Jour 39
- Petit déjeuner : Smoothie abricot-pêche
- Déjeuner : Belle salade d'été
- Boisson : Jus de fraise et kiwi
- Snack : Cocktail de crevettes grillées au four
- Dîner : Soupe au poulet, au piment et aux nouilles Hokkien

Jour 40
- Petit déjeuner : Smoothie abricot-fraise
- Déjeuner : Pâtes aux légumes verts primavera
- Boisson : Shots detox au citron, gingembre et curcuma
- Snack : Raviolis au potiron et au pesto
- Dîner : Champignons enoki

Jour 41
- Petit déjeuner : Smoothie vert
- Déjeuner : Champignons enoki
- Boisson : Jus de fraise et kiwi
- Snack : Saumon séché au citron et au poivre
- Dîner : Salade méditerranéenne de quinoa

Jour 42
- Petit déjeuner : Smoothie fraise-amande
- Déjeuner : Spaghetti aux courgettes et aux épinards
- Boisson : Jus de pomme verte, carotte et orange
- Snack : Gruau de nuit aux roulés à la cannelle

- Dîner : Poulet au citron rôti et soupe au yaourt chaud au Boulghour

Jour 43
- Petit déjeuner : Smoothie vert
- Déjeuner : Salade Mojito aux myrtilles et à la pastèque
- Boisson : Jus de graines de citrouille
- Snack : Everything Bagel
- Dîner : Salade de céréales chypriote de la République hellénique

Jour 44
- Petit déjeuner : Smoothie aux baies et au kéfir
- Déjeuner : Feel-Good Fruit Salad : Salade de fruits bienfaisante
- Boisson : Jus de pastèque menthe
- Snack : Rouleau d'été aux crevettes et à la mangue
- Dîner : Salade Mojito aux myrtilles et à la pastèque

Jour 45
- Petit déjeuner : Smoothie épinards, beurre de cacahuètes et banane
- Déjeuner : Casserole de pois chiches et de potiron rôti
- Boisson : Jus de pomme verte, laitue et chou frisé
- Snack : Frites de patates douces au four
- Dîner : Ragoût de champignons

Jour 46
- Petit déjeuner : Smoothie à la tarte citrouille
- Déjeuner : Salade d'épinards, de petits pois et de brocoli

- Boisson : Shots detox au citron, gingembre et curcuma
- Snack : Brocoli à l'ail
- Dîner : Soupe aux trois tomates

Jour 47
- Petit déjeuner : Smoothie vert à l'ananas
- Déjeuner : Bouillon de champignon
- Boisson : Jus de tomate
- Snack : Granola maison aux canneberges et à l'orange
- Dîner : Soupe de courgettes et de haricots cannellini

Jour 48
- Petit déjeuner : Smoothie au thé vert
- Déjeuner : Salade de choux de Bruxelles aux pois chiches croquants
- Boisson : Jus d'orange, pamplemousse et autres agrumes
- Snack : Frites de patates douces au four
- Dîner : Salade hachée avec poulet et vinaigrette à l'avocat et au babeurre

Jour 49
- Petit déjeuner : Smoothie fraise-chocolat
- Déjeuner : Légumes verts au curcuma
- Boisson : Jus de choux frisés, tomates et céler
- Snack : Saumon séché au citron et au poivre
- Dîner : Feel-Good Fruit Salad : Salade de fruits bienfaisante

Jour 50
- Petit déjeuner : Smoothie abricot-pêche

- Déjeuner : Pho aux champignons
- Boisson : Jus de betterave, carotte, gingembre et pomme
- Snack : Chips de chou frisé
- Dîner : Salade de choux de Bruxelles aux pois chiches croquants

Jour 51
- Petit déjeuner : Smoothie vraiment vert
- Déjeuner : Bols bulgogi aux pleurotes
- Boisson : Jus de pomme verte, carotte et orange
- Snack : Gruau de nuit aux roulés à la cannelle
- Dîner : Nouilles de brocoli avec pois mange-tout et vinaigrette japonaise

Jour 52
- Petit déjeuner : Smoothie de chou-fleur aux baies et à la banane
- Déjeuner : Tapenade de champignons
- Boisson : Jus de pastèque menthe
- Snack : Frites de patates douces au four
- Dîner : Soupe aux trois tomates

Jour 53
- Petit déjeuner : Smoothie Mangue-Gingembre
- Déjeuner : Pho aux champignons
- Boisson : Jus de fraise et kiwi
- Snack : Chips végétariennes aromatisées au ranch
- Dîner : Soupe minestrone

Jour 54
- Petit déjeuner : Smoothie abricot-pêche
- Déjeuner : Bouillon de champignon
- Boisson : Jus de choux frisés, tomates et céleri
- Snack : Rouleau d'été aux crevettes et à la mangue
- Dîner : Bols bulgogi aux pleurotes

Jour 55
- Petit déjeuner : Smoothie à la tarte citrouille
- Déjeuner : Artichauts de Jérusalem avec champignons portobello cuits au four
- Boisson : Jus de tomate
- Snack : Haricots blancs et tomates chipotle épicées sur toast
- Dîner : Belle salade d'été

Jour 56
- Petit déjeuner : Smoothie aux agrumes et aux baies
- Déjeuner : Salade de céréales chypriote de la République hellénique
- Boisson : Jus d'orange, pamplemousse et autres agrumes
- Snack : Noix de Saint-Jacques Teriyaki enveloppées de bacon
- Dîner : Salade de brocolis et de raisins

Jour 57
- Petit déjeuner : Smoothie à la tarte citrouille
- Déjeuner : Salade méditerranéenne de quinoa
- Boisson : Jus de graines de citrouille
- Snack : Croustillants à l'avocat avec assaisonnement

- Dîner : Bolognaise végétalienne aux lentilles, champignons et noix

Jour 58
- Petit déjeuner : Smoothie anti-inflammatoire à la cerise et aux épinards
- Déjeuner : Salade hachée avec poulet et vinaigrette à l'avocat et au babeurre
- Boisson : Jus de choux frisés, tomates et céleri
- Snack : Gruau de nuit aux roulés à la cannelle
- Dîner : Salade hachée au basilic et à la mozzarella

Jour 59
- Petit déjeuner : Smoothie Mangue-Gingembre
- Déjeuner : Légumes verts au curcuma
- Boisson : Jus de graines de citrouille
- Snack : Chips de chou frisé
- Dîner : Penne à l'aubergine, au basilic et à la mozzarella fraîche

Jour 60
- Petit déjeuner : Smoothie au thé vert
- Déjeuner : Ragoût de champignons
- Boisson : Shots detox au citron, gingembre et curcuma
- Snack : Brocoli à l'ail
- Dîner : Tapenade de champignons

Recettes sucrées en bonus pour réduire l'inflammation

101.   Brownies aux haricots noirs

Ingrédients

- 1 1/2 tasse de haricots noirs (1 boîte de 15 oz, bien égouttée et rincée) (250 g après égouttage)
- 2 cuillères à soupe de cacao en poudre (10g)
- 1/2 tasse de flocons d'avoine rapides (40g)
- 1/4 de cuillère à café de sel
- 1/3 tasse de sirop d'érable pur, de miel ou d'agave (75g)
- Une pincée de stévia non coupé OU 2 cuillères à soupe de sucre (
- 1/4 de tasse d'huile de coco ou d'huile végétale (40 g)
- 2 cuillères à café d'extrait de vanille pure
- 1/2 cuillère à café de levure chimique
- 1/2 tasse à 2/3 tasse de pépites de chocolat
- Optionnel : plus de pépites, pour la présentation

Instructions

Préchauffer le four à 350 °F. Mélanger tous les ingrédients, sauf les croustilles, dans un bon robot culinaire et mixer jusqu'à l'obtention d'un mélange homogène. Mélangez vraiment bien. (Un mixeur peut faire l'affaire si c'est absolument nécessaire, mais la texture et même le goût seront bien meilleurs avec un robot). Incorporer les pépites, puis verser dans un moule 8×8 graissé.

Facultatif : saupoudrer le dessus de pépites de chocolat supplémentaires. Faites cuire les brownies aux haricots noirs pendant 15 à 18 minutes, puis laissez-les refroidir au moins 10 minutes avant de les découper. S'ils ne semblent toujours pas assez cuits, vous pouvez les placer au réfrigérateur pendant la nuit et ils se raffermiront comme par magie ! Donne 9 à 12 brownies.

102.   Barre de dattes au chocolat noir et aux noix

Ingrédients

- 1 cuillère à soupe d'huile de noix de coco brute non raffinée, plus pour badigeonner la poêle
- 1 3/4 tasse de noix en morceaux
- 2 tasses de dattes hachées
- 1/4 tasse de beurre de cacahuète naturel
- 2 cuillères à café d'extrait de vanille pure
- 1/4 cuillère à café de sel casher
- 4 onces de chocolat mi-sucré
- Sel de mer en flocons

Instructions

Badigeonner d'huile un moule à pain de 9 par 5 pouces et le tapisser de papier parchemin, en laissant un débordement de 2 pouces sur les longs côtés.

Dans un robot culinaire, mélanger 1 1/2 tasse de noix, les dattes, le beurre de cacahuète, la vanille et le sel kosher jusqu'à ce que le mélange soit finement haché et qu'il se tienne. Transférer sur une plaque à pâtisserie recouverte de papier sulfurisé et pétrir légèrement pour tasser le tout ; taper pour former un carré de 8 pouces. Réfrigérer jusqu'à ce que le mélange soit ferme, 20 minutes.

Entre-temps, faire fondre le chocolat avec l'huile. Couper le mélange de noix en deux et presser une partie dans le moule à pain. Arroser de la moitié du chocolat. Réfrigérer jusqu'à ce que le chocolat commence à prendre, 10 minutes.

Presser le reste du mélange de noix et l'étaler avec le reste du chocolat. Saupoudrer le reste des noix (1/4 de tasse) et le sel en flocons. Réfrigérer jusqu'à ce que le gâteau soit ferme, au moins 2 heures. Pour servir, laisser reposer à température ambiante pendant 10 minutes, puis démouler à l'aide d'un papier sulfurisé avant de trancher.

103. Boules de curcuma sans cuisson

Ingrédients

- 1 1/2 tasse de noix crues
- 1 tasse d'amandes crues
- 7 grosses dattes Medjool, dénoyautées, plus si nécessaire
- 1/2 tasse d'abricots secs, tassés
- 1 tasse de noix de coco râpée non sucrée (noix de coco desséchée)
- 1 cuillère à café de gingembre moulu ou 1 pouce de gingembre frais pelé et râpé
- 1 c. à soupe de poudre de curcuma biologique ou 2 pouces de curcuma frais pelé et râpé
- 1 cuillère à café de cannelle moulue
- 1/8 de cuillère à café de poivre noir
- 1 cuillère à soupe d'huile de coco
- 1/8 c. à café de sel de mer (facultatif)

- 2 cuillères à soupe de noix de coco râpée non sucrée (noix de coco desséchée)
- 1/2 cuillère à café de curcuma en poudre, facultatif

Instructions

Dans un robot culinaire ou un mixeur, réduire les noix en petits morceaux. Quelques morceaux sont acceptables. Les noix ne doivent pas nécessairement avoir la consistance de la farine. Ajouter les épices et la noix de coco râpée. Mélanger le tout. Verser le mélange dans un bol et le mettre de côté. Ajouter les dattes, les abricots secs et l'huile de coco au mixeur (ou au robot ménager). Mixer jusqu'à l'obtention d'une pâte épaisse. (Quelques morceaux sont acceptables)

Remettre le mélange de noix dans le mixeur (ou le robot) et mixer jusqu'à ce que les ingrédients soient bien incorporés. Utiliser une spatule pour racler les parois si nécessaire. Le mélange doit être épais et collant.

À l'aide d'une cuillère, prélever quelques cuillères à soupe du mélange et les rouler en boule. Si les boules se défont facilement, essayez d'incorporer 1 ou 2 dattes Medjool supplémentaires au mélange.

Rouler le mélange en 10 à 12 boules. (Utiliser des gants pour éviter de se tacher les mains). Roulez ensuite chaque boule dans des copeaux de noix de coco râpée.
Placez les boules de curcuma au congélateur pendant 15 minutes pour les raffermir.
À savourer ! Conservez les boules énergétiques dans un récipient hermétique au réfrigérateur jusqu'à 5 jours.

104. Barres de cheesecake au citron et aux myrtilles sans cuisson

Ingrédients

- 6 dattes dénoyautées
- 3/4 tasse de noix de cajou
- 1 tasse de farine d'amande
- 1/4 de cuillère à café de cannelle
- 1 cuillère à café d'extrait de vanille
- 2 cuillères à soupe de sirop d'érable
- 1/4 de cuillère à café de sel de mer
- 2 tasses de myrtilles fraîches
- 1/4 de cuillère à café de cannelle
- 2 cuillères à café de fécule de marante
- 2 cuillères à soupe de jus de citron
- 1 cuillère à café d'extrait de vanille
- 1/4 tasse de sirop d'érable
- 2 tasses de noix de cajou entières
- 1/4 tasse de lait de coco entier
- 1/4 tasse de jus de citron
- 1/3 tasse de sirop d'érable
- 1 cuillère à café d'extrait de vanille
- 2 cuillères à soupe d'huile de coco

Instructions

Faire tremper 2 tasses de noix de cajou dans de l'eau pendant une nuit pour la garniture du cheesecake.

Mélanger les myrtilles, le sirop d'érable, la cannelle et l'extrait de vanille à feu moyen-vif. Utilisez une cuillère en bois ou un pilon à pommes de terre pour écraser les myrtilles et les briser. Porter le mélange de myrtilles à ébullition, puis baisser le feu et laisser mijoter pendant 10 à 12 minutes en remuant constamment. Lorsque les myrtilles ont éclaté et que la confiture a pris une couleur violet foncé, fouettez le jus de citron et la fécule de marante dans un petit bol pour obtenir une bouillie. Ensuite, éteignez le feu et versez le mélange dans les myrtilles. Remuer jusqu'à ce que les myrtilles épaississent et prennent la consistance d'une confiture.

Ajoutez les ingrédients de la croûte dans un robot culinaire et mixez jusqu'à l'obtention d'une pâte collante. Presser la pâte dans un moule 8×8 tapissé de papier sulfurisé. Mettez la pâte au réfrigérateur ou au congélateur pendant que vous préparez la garniture du gâteau au fromage.

Ajoutez les noix de cajou trempées, le jus de citron, le sirop d'érable, l'huile de coco, le lait de coco et l'extrait de vanille à votre robot de cuisine ou à votre mixeur haute puissance. Mixez la garniture jusqu'à ce qu'elle soit soyeuse et crémeuse. Transférer la garniture dans un saladier et ajouter la confiture de myrtilles refroidie. Incorporer délicatement la confiture à la garniture. Goûtez la garniture et ajustez le niveau de sucré ou d'acidulé selon votre goût.

Versez la garniture de cheesecake sur la croûte préparée. Congeler les barres de cheesecake pendant une nuit ou jusqu'à ce qu'elles soient complètement solides.

Au moment de servir, retirez les barres de cheesecake du congélateur et laissez-les reposer sur le comptoir pendant environ 10 minutes pour qu'elles ramollissent légèrement. Utilisez un couteau bien aiguisé pour couper les barres en 9 ou 16 morceaux.

105. Biscuits au gingembre et aux épices

Ingrédients

- 2 1/4 tasses de farine tout usage
- 2 cuillères à café de gingembre moulu
- 2 cuillères à café de bicarbonate de soude
- 1 cuillère à café de cannelle moulue
- 1/2 cuillère à café de clous de girofle moulus
- 1/4 de cuillère à café de sel
- 1/8 de cuillère à café de poivre fraîchement concassé
- 3/4 de tasse de beurre, ramolli (12 cuillères à soupe)
- 1/2 tasse de sucre blanc, plus 3 cuillères à soupe (divisées)
- 1/2 tasse de sucre brun
- 1 gros œuf
- 1 cuillère à café de vanille
- 1/4 de tasse de mélasse

Instructions

Dans un bol moyen, tamiser la farine, le gingembre moulu, le bicarbonate de soude, la cannelle, les clous de girofle, le sel et le poivre. Mettre de côté. Dans un grand bol, battre en crème le beurre, 1/2 tasse de sucre blanc granulé et la cassonade jusqu'à ce que le mélange soit léger et mousseux ; environ 2 minutes. Incorporer l'œuf, la vanille et la mélasse en battant. Incorporer progressivement les ingrédients secs tamisés au mélange de beurre et de mélasse jusqu'à l'obtention d'une pâte lisse. Réfrigérez la pâte pendant que vous préchauffez le four.

Préchauffer le four à 350 degrés F et tapisser une plaque à pâtisserie de papier sulfurisé pour faciliter le nettoyage. Prélever la pâte à l'aide d'une cuillère à biscuits, la rouler en boules et la saupoudrer des 3 cuillères à soupe de sucre restantes. Placer les biscuits sur la plaque préparée, à environ 2 pouces de distance les uns des autres.

Cuire au four pendant 11 à 12 minutes. Laisser les biscuits refroidir sur la plaque pendant 4 à 5 minutes avant de les transférer sur une grille pour qu'ils refroidissent complètement. Conserver dans une boîte hermétique.

106. Bonbons au chocolat et au beurre de cacahuètes

Ingrédients

- 1 tasse de beurre de cacahuète crémeux
- 5 cuillères à soupe de beurre
- 2 tasses de sucre en poudre
- 1 cuillère à café d'extrait de vanille
- 2 tasses de chocolat noir
- 1 cuillère à soupe d'huile

Instructions

Dans un grand bol, mélanger le beurre de cacahuètes et le beurre. Passer au micro-ondes pendant 1 minute. Fouettez le beurre et le beurre de cacahuète jusqu'à ce que le mélange devienne crémeux et lisse. Ajouter ensuite l'extrait de vanille et bien mélanger.

Ensuite, ajoutez le sucre en poudre par lots et mélangez le tout. Le mélange doit prendre la forme d'une pâte molle. Recouvrez une grande plaque à pâtisserie de papier sulfurisé. Déposez une partie de la pâte sur votre paume et formez un petit disque. Placer chaque disque sur la plaque préparée. Une fois que toute la pâte a été façonnée, réfrigérez les disques de beurre de cacahuète pendant 30 minutes.

Faites fondre le chocolat noir au micro-ondes pendant 1 minute 30 secondes. Laissez-le reposer quelques minutes, puis ajoutez l'huile et essayez de remuer délicatement. Remettez le chocolat au micro-ondes par intervalles de 20 secondes jusqu'à ce qu'il soit complètement fondu. Laissez-le reposer au micro-ondes pendant 2 minutes entre chaque intervalle, en retirant le bol et en remuant doucement. Le chocolat brûle facilement ; allez-y doucement et soyez patient pendant qu'il fond.

Sortez les disques du réfrigérateur. Trempez les disques dans le chocolat à l'aide d'une fourchette pour former une couche uniforme, en tapotant délicatement pour enlever l'excédent de chocolat. Les replacer sur le papier sulfurisé. À ce stade, avant que le chocolat ne prenne, vous pouvez décorer comme vous le souhaitez. Vous pouvez les saupoudrer de sucre ou les recouvrir de chocolat. Laissez-les refroidir pendant 25 à 30 minutes.

107. Panna Cotta aux cerises rôties et au tofu

Ingrédients

- 2 tasses de cerises douces fraîches dénoyautées (12 onces)
- 3 cuillères à soupe de miel, plus pour arroser
- 1 cuillère à soupe de jus de citron frais
- 1 pinte de framboises fraîches
- 1 paquet (16 onces) de tofu soyeux

Instructions

Préchauffer le four à 375 degrés F. Mélanger les cerises avec le miel et le jus de citron sur une plaque à pâtisserie à rebord. Faire rôtir, en remuant une fois, jusqu'à ce que les cerises commencent à caraméliser, 15 à 20 minutes. Retirer du four et incorporer les framboises.

Pendant ce temps, placer un panier à vapeur dans une casserole contenant 1 pouce d'eau ; porter à ébullition. Placer le tofu dans le panier, couvrir et cuire à la vapeur jusqu'à ce qu'il soit bien chaud, environ 8 minutes. Répartir le tofu dans des bols et garnir de cerises et d'un filet de miel.

108. Pouding à la vanille et aux chias

Ingrédients

- 3/4 de tasse de lait d'amande non sucré
- 1 cuillère à soupe de sirop d'érable ou de miel
- 1 cuillère à café d'extrait de vanille pure

- 3 cuillères à soupe de graines de chia
- Noix, baies, fruits, flocons de noix de coco pour la garniture (facultatif)

Instructions

Dans un récipient en verre muni d'un couvercle hermétique, ajouter les ingrédients dans l'ordre suivant : lait, sirop d'érable, vanille et graines de chia. Si vous souhaitez ajouter des garnitures le matin, utilisez des pots plus grands, sinon utilisez des pots plus petits.

Remuez bien avec une cuillère ou une fourchette, laissez reposer pendant 1 minute et remuez encore 2 fois. Cela évitera la formation de grumeaux. Réfrigérez ensuite pendant la nuit. Au moment de déguster, bien mélanger et garnir avec les garnitures préférées : noix, baies, fruits, flocons de noix de coco, etc.

109. Tarte à la crème à la rhubarbe

Ingrédients

- Pâte pour tarte à croûte
- 1 ½ tasse de sucre
- 1/4 tasse de farine tout usage
- 3/4 de cuillère à thé de muscade moulue
- 3 œufs légèrement battus
- 4 tasses de rhubarbe fraîche tranchée ou de rhubarbe surgelée tranchée, décongelée et égouttée
- 1/2 tasse de farine tout usage
- 1/4 tasse de sucre

- 1/3 tasse de beurre

Instructions

Préparer la pâte pour la tarte à croûte unique. Préchauffer le four à 400° F. Pour la garniture : Dans un grand bol, mélanger 1 1/2 tasses de sucre, 1/4 tasse de farine et la muscade. Ajouter les œufs ; bien mélanger. Incorporer délicatement la rhubarbe. Verser le mélange dans l'assiette à tarte tapissée de pâte.

Pour le streusel : Dans un petit bol, mélanger 1/2 tasse de farine et 1/4 tasse de sucre. À l'aide d'un mélangeur à pâtisserie ou de vos doigts, coupez ou frottez le beurre jusqu'à ce que le mélange ressemble à des miettes grossières. Saupoudrer sur la tarte.

Couvrir le bord de la tarte avec du papier d'aluminium pour éviter qu'elle ne brunisse trop. Cuire au four pendant 20 minutes. Retirer le papier d'aluminium. Faire cuire environ 20 minutes de plus ou jusqu'à ce que la garniture soit dorée.

110. Tarte aux pêches et aux myrtilles fourrées au fromage frais

Ingrédients

- 1-1/2 tasse de farine
- 1/2 tasse de beurre, ramolli
- 1-1/2 paquet de fromage à la crème PHILADELPHIA, ramolli, divisé
- 2/3 tasse de sucre en poudre, divisé

- 1-1/2 tasse de garniture fouettée décongelée
- 2 tasses de myrtilles fraîches
- 2 grosses pêches fraîches, tranchées (environ 2 tasses)
- 2 cuillères à café de jus de citron

Instructions

Dans le robot culinaire, mélanger la farine, le beurre et 4 oz de fromage à la crème jusqu'à ce que le mélange forme une pâte molle. Former une boule ; aplatir pour obtenir un disque de 1 pouce d'épaisseur. Envelopper hermétiquement dans un film plastique. Réfrigérer pendant 1 heure.

Entre-temps, battre le reste du fromage à la crème dans un petit bol à l'aide d'un batteur pendant 1 minute ou jusqu'à ce qu'il soit crémeux. Ajouter 1/3 tasse de sucre ; bien mélanger. Incorporer le COOL WHIP. Réfrigérer jusqu'au moment de l'utilisation.

Chauffer le four à 325°F. Rouler la pâte en un rond de 14 pouces sur une surface légèrement farinée. Utiliser pour tapisser un moule à tarte de 11 pouces à fond amovible. Cuire au four pendant 35 à 40 minutes ou jusqu'à ce que la pâte soit dorée ; laisser refroidir complètement. Transférer la croûte du moule dans une assiette de service.

Mélanger les fruits avec 1/4 de tasse du reste du sucre et le jus de citron. Étendre le mélange de fromage à la crème au fond de la croûte ; garnir de fruits et du reste du sucre.

111. Tarte aux pommes végétalienne avec croûte de noix

Ingrédients

- 1 1/4 tasse de farine tout usage
- 1/2 cuillère à café de sel
- 1/4 tasse de beurre de cacahuètes, réfrigéré
- 1/2 tasse d'huile de coco, réfrigérée et coupée en morceaux de ½ pouce
- 1/4 tasse d'eau glacée
- 5 pommes moyennes, pelées et coupées en fines tranches
- 1 cuillère à soupe de farine tout usage
- 1 cuillère à café de cannelle
- 2 cuillères à soupe de sucre
- 1 cuillère à café d'extrait de vanille
- 1/8 tasse de sucre
- 1/2 cuillère à café de cannelle
- 1/4 tasse de farine tout usage
- 1/3 tasse de noix, hachées
- 1 cuillère à soupe de beurre de cacahuète

Instructions

Dans un bol moyen, mélanger la farine et le sel. Ajouter le beurre de cacahuète refroidi et les morceaux d'huile de coco refroidie. Ajouter lentement l'eau glacée. Transférer la pâte sur un plan de travail fariné et, avec les mains farinées, replier la pâte sur elle-même jusqu'à ce que la farine soit entièrement incorporée aux matières grasses. Formez une boule, enveloppez-la dans un film plastique et laissez-la refroidir au réfrigérateur pendant au moins 2 heures.

Dans un grand bol, mélanger les tranches de pommes, la farine, la cannelle, le sucre et la vanille jusqu'à obtention d'un mélange homogène. Mettre de côté. Préchauffer le four à 400°F/200°C. Abaisser la pâte à tarte refroidie : Sur un plan de travail fariné, étaler la pâte à tarte jusqu'à obtenir un cercle d'environ 10 à 12 pouces de diamètre. Placez-la délicatement dans un moule à tarte de 9 pouces, en la bordant avec vos doigts pour vous assurer qu'elle est bien lisse. Verser la garniture aux pommes dans la pâte et découper l'excédent de pâte sur les bords.

Dans un bol moyen, mélanger le sucre, la cannelle, la farine, les noix et le beurre de cacahuète. La garniture doit être épaisse et friable. Saupoudrez-la sur les pommes.
Placez la tarte sur une grande plaque à pâtisserie et faites-la cuire pendant 40 à 45 minutes. Laissez la tarte refroidir complètement avant de la servir. Conserver dans une boîte hermétique au réfrigérateur jusqu'à 5 jours.

Printed in France by Amazon
Brétigny-sur-Orge, FR